从零开始学中医系列

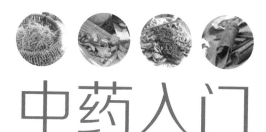

图解

中药入门

周景想 张胜伟 ◎主编

孙金芳 ◎主审

化学工业出版社

·北京·

本书用通俗易懂的语言讲解了中药学的基本知识，并对每味中药进行了详细的解读。本书收录了百余种常见的中草药，并按功效分为18大类。每味中药都配有饮片图，还详列了其别名、性味归经、功效、来源、用量、配伍应用、附方、注意事项等，内容深入浅出、精简实用。

　　本书方便携带，彩色侧页眉更是易于查找，还附有自制药茶12款，可供中医药爱好者使用。

图书在版编目（CIP）数据

　　图解中药入门 / 周景想，张胜伟主编. — 北京：
化学工业出版社，2017.3
　　（从零开始学中医系列）
　　ISBN 978-7-122-28787-8

　　Ⅰ. ①图… Ⅱ. ①周… ②张… Ⅲ. ①中药学-图解
Ⅳ. ①R28-64

　　中国版本图书馆CIP数据核字（2016）第321552号

责任编辑：邱飞婵　　　　　　统　筹：
　　　　　　　　　　　　　　　摄　影：双福 SF 文化·出品
责任校对：边　涛　　　　　　　　　　　www.shuangfu.cn
　　　　　　　　　　　　　　　装帧设计：

出版发行：化学工业出版社（北京市东城区青年湖南街13号　邮政编码 100011）
印　　装：北京瑞禾彩色印刷有限公司
880mm×1230mm　1/64　印张 4　字数 200 千字
2017年8月北京第1版第1次印刷

购书咨询：010-64518888　（传真：010-64519686）
售后服务：010-64518899
网　　址：http://www.cip.com.cn
凡购买本书，如有缺损质量问题，本社销售中心负责调换。

定　价：22.80元

如何使用本书

中药图　　中药名　　中药别名

以饼形图表示中药的归经

以黄色表情表示中药的五味

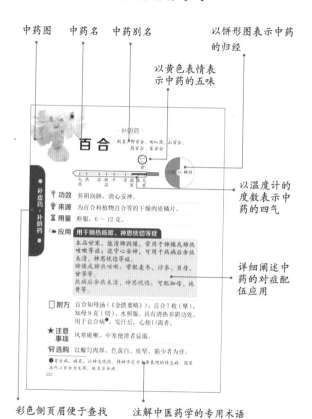

补阴药

别名：野百合、喇叭筒、山百合、药百合、家百合

百合

甘

大热 温 温 平 凉 微 大
　　热　　　寒 寒

心 白合 红 膀胱经

以温度计的度数表示中药的四气

补虚药·补阴药

功效 养阴润肺，清心安神。

来源 为百合科植物百合等的干燥肉质鳞片。

用量 煎服，6～12克。

应用 用于肺热咳嗽、神思恍惚等症

本品甘寒，能清肺润燥，常用于肺燥或肺热咳嗽等症；能宁心安神，可用于热病后余热未清、神思恍惚等症。
肺燥或肺热咳嗽：常配麦冬、沙参、贝母、甘草等。
热病后余热未清、神思恍惚：可配知母、地黄等。

详细阐述中药的对症配伍应用

附方 百合知母汤（《金匮要略》）：百合7枚（擘），知母9克（切），水煎服。具有清热养阴功效。用于百合病[1]，发汗后，心烦口渴者。

注意事项 风寒痰嗽、中寒便滑者忌服。

选购 以瓣匀肉厚、色黄白、质坚、筋少者为佳。

[1]百合病，病名，以神志恍惚，精神不定为主要表现的情志病。因其治疗以百合为主药，故名百合病。

232

彩色侧页眉便于查找　　注解中医药学的专用术语

编写说明

　　随着现代社会的发展，中医中药独有的优势更加受到人们的青睐，其满足了医患双方通过自然手段达到健康目的新要求，适应了医学事业发展的新需要，拓展了人类对生命科学的新认识。

　　如何能让读者既能科学规范地掌握中医基础，又简易轻松地学习中医理论？这是本套丛书设立并出版的目的。

　　本套丛书是笔者和同行们多年临证读典的精华总结，是结合了长期临床、教学实践和体会撰写的中医入门书籍，其中所涉多为中医基础理论知识，内容深入浅出、简明扼要，注重实用，通俗易懂。力求读者执本套丛书，便可入中医之门，并为进一步钻研深造打下一个牢固的基础。

　　"天覆地载，万物悉备，莫贵于人。"希望读者在阅读本套丛书时，认识、理解中医，再到接受中医，进而爱上中医，于切身感受中，体会"医理即天地之理"的精妙。让中医这门看似深奥的传统医学，能够通过本套丛书的指导和参考，进入寻常百姓家，让更多人因其受益。

　　本套丛书虽经数次勘校，依然可能存有疏漏之处，欢迎读者指正！

编者

CONTENTS 目录

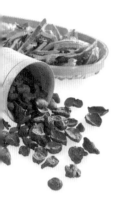

第一章 认识中药学

第二章 中药的性能

第三章 中药的配伍与应用

第四章 常用中药解析

第 一 章

认识中药学

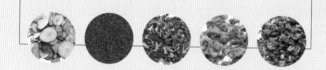

中药学的起源

认识中药学

中药的定义

中药是指中医理论指导下应用的天然药物及其制品。包括中药材、中药饮片和中成药。

中药的来源

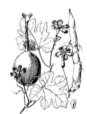

主要来源于自然界（植物、动物、矿物），少部分为人工制品，如酒、醋、神曲、人痘苗等。

中药学的起源

中草药药源有植物、动物和矿物，其中以植物药占绝大多数，使用也更普遍，所以古代相沿把药学叫做"本草"学。这些药物的应用充分反映了中国历史、文化、自然资源等方面的若干特点，有着独特的理论体系和应用形式，所以中国人民把它们称为"中药"。而"本草"学也相应地称为"中药学"或"中草药学"。"中草药学"就是专门介绍各种中药的采制、性能、功效及应用方法等知识的一门学科。

几千年来，中草药一直被中国人民用作防治疾病的主要工具，日渐积累宝贵的用药知识，并形成一整套中药理论体系。

中药学的发展

中药学发展经历了以下 9 个阶段。

先秦时期：认识到草药为治病之物

《说文解字》：将"药"释为"治病之草，从草，乐音"。

《山海经》：载有 100 余种动物和植物药，并记述了它们的医疗用途。

秦汉时期：奠定了药学理论的基础

《神农本草经》：现存最早的药学专著，载药 365 种，并分上、中、下三品，即后世所称的"三品分类法"，还总结了药物的四气五味等性能。

魏晋南北朝时期：综合本草模式的初步确立

《本草经集注》：此书较全面地搜集、整理了古代药物学的各种知识，标志着综合本草模式的初步确立。

隋唐时期：中药按临床功效分类的发端

《唐本草》：我国历史上第一部官修本草，开创了世界药学著作图文对照法的先例。

《本草拾遗》：不仅增补了大量民间药物，而且辨识品类也极审慎。并将各种药物功用概括为宣、通、补、泻、轻、重、滑、涩、燥、湿 10 种，为中药按临床功效分类的发端。

3

宋金元时期：发展了升降浮沉等药物性能的理论

此间本草著作的主要特点有以下两点：

①发展了医学经典中有关升降浮沉、归经等药物性能的理论，使之系统化，并作为药物记述中的重要内容。

②中外医药交流更加广泛，政府还派遣人员去各国采购。阿拉伯人、法兰西人开始来华行医。

明代：李时珍历时 27 年编成《本草纲目》

《本草纲目》：李时珍亲历实践，广收博采，对本草学进行了全面的整理总结，历时27 年编成了《本草纲目》。全书收药 1892 种（新增 374 种），附图 1100 多幅，附方 11000 余首，集我国 16 世纪以前药学成就之大成。

清代：对已有著作修订、补充、撷取精粹

《本草纲目拾遗》：载药 921 种，其中新增药物716 种，补充了很多临床常用药、外来药及大量疗效确切的民间药，极大地丰富了本草学的内容。同时它对《本草纲目》已载药物备而不详的，加以补充，错误之处加以订正，是清代研究本草之风盛行的代表成就。

民国时期：第一部大型药学辞书出现

《中国药学大辞典》：收录词目 4300 条，汇集古今有关论述，资料繁博，方便查阅，虽有不少错讹，仍不失为近代第一部具有重要影响的大型药学辞书。

此外，辛亥革命以后还涌现了一批适应教学和临床应用需要的中药学讲义。

从 1954 年起，各地出版部门积极进行中医药文献的整理刊行。《中华人民共和国药典》以法典的形式确定了中药在当代医药卫生事业中的地位。

中药的产地、采集与保存

中药的产地

我国疆域辽阔，水土、日照、气候、生物分布等生态环境各地不尽相同，为多种药用植物的生长提供了有利的条件。同时也就使各种药材的生产都有一定的地域性。

自古医家非常重视的"道地药材"[1]，都具有一定的地域特点，如甘肃的当归，宁夏的枸杞子，青海的大黄，内蒙的黄芪，东北的人参、细辛、五味子，山西的党参，河南的地黄、牛膝、山药、菊花，云南的三七、茯苓，四川的黄连、川芎、贝母、乌头，山东的阿胶，浙江的贝母，江苏的薄荷，广东的陈皮、砂仁等。

然而，各种道地药材的生产毕竟是有限的，难以完全满足需要。研究道地药材的生态环境、栽培技术，创造特定的生产条件开拓新的药源也是必要的。

中药的采集

中药大多是植物药，入药部分有植物的根、茎、叶、花、果实、种子等。因此，掌握好采药的时机和方法很重要。采集方法按药用部位的不同可归纳为以下几方面。

---

[1] 道地药材，是优质纯真药材的专用名词。

认识中药学

全草	大多数在植物枝叶茂盛、花朵初开时采，割取地上部分，连根入药的可拔起全株	 柴胡	 益母草
叶类	通常在花蕾将放或正盛开的时候，此时叶片茂盛、性味完壮、药力雄厚，最适于采收	 枇杷叶	 荷叶
花类	花类药材，一般采收未开放的花蕾或刚开放的花朵，以免香味散失、花瓣散落而影响质量；至于以花粉入药者，须在花朵盛开时采取	 金银花	 蒲黄
果实、种子	除少数药材要在果实未成熟时采收，一般都在果实成熟时采收	 槟榔	 银杏
根、根茎	一般以春初或秋末即2月、8月采收为佳。早春及深秋时植物的根茎中有效成分含量较高	 天麻	 葛根
树皮、根皮	通常在春、夏时节植物生产旺盛，植物体内浆液充沛时采集，则药性较强，疗效较高，并容易剥离	 黄柏	 杜仲
动物昆虫类药材	为保证药效也必须根据生长活动季节采集	 土鳖虫	 蝉蜕

矿物 药材	全年皆可采收，不拘时间，择优采选即可	
		朱砂　　　磁石

中药的保存

　　采集后的药物，应及时进行适当处理，再进行储存。首先除泥砂杂质，洗净；除鲜用外，根据入药部分的不同特性，分别采用晒干、阴干或烘干等方法，使之迅速干燥；然后用木箱，密闭的瓮、缸、瓶、罐等不同容器，贮藏在干燥、空气流通的地方。

注　意

　　贮藏过程中，要定期检查，及时采取各种措施，防止霉烂虫蛀、鼠咬、挥发、变色、融化等，以免影响药品质量，甚至造成浪费。

认识中药学

中药的炮制

中药为什么需要炮制

　　炮制泛指药物的各种加工处理。由于中药材大都是生药，在制备各种剂型之前，一般应根据医疗、配方、制剂的不同要求，并结合药材的自身特点，进行一定的加工处理，才能使之既充分发挥疗效又避免或减轻不良反应，在最大程度上符合临床用药的目的。炮制的目的有以下几方面。

　　1. 纯净药材，分拣药物

　　消除杂质及非药用部分，使药物质地纯正，药效力宏，且便于保管和贮藏。

　　2. 消除或降低药物的毒性和副作用

　　生半夏有毒，用生姜制后可解除毒性；巴豆去油用霜，可减少毒性。

　　3. 增强药物的疗效

　　龙骨、牡蛎经火煅后，收敛功效加强；何首乌与

7

黑豆同煮，可增强补血作用等。

4. 改变药物性能，适应临床需要

生地黄味苦性寒，重在养阴清热凉血；而经酒蒸晒后成熟地黄，则性味变为微温甘，功专滋阴补血。

5. 便于调剂制剂和服用

植物药切碎切片，便于煎制；烘干便于研粉。矿物药煅制后质地松脆，易于研碎，有效成分亦易煎出等。

常用中药炮制方法

中药炮制的方法很多，常用的有以下几种。

洗 用水洗去原药上的灰屑、杂质，以达到清洁药物的目的。

漂 将药物置水中，经常换水，以漂去其腥味、咸味或减少毒性。如紫河车、海藻、乌头等。

泡 将药物用清水或沸水浸泡，使药物柔软，便于切制或减低毒性。如乌药、附子等。

煮 将药物放入水或辅料中煎煮。如芫花醋制，可减低毒性。

蒸 药物加酒或其他辅料后，隔水蒸熟，可改变其性能。如熟大黄、黄精等。

炒 将药物放入铁锅内炒黄、炒焦、炒炭。其中不加辅料的，称清炒；加入辅料的，称拌炒。

淬 将矿物类药置火上煅红后，迅即投入水或醋中，反复数次，使之酥松，便于制剂和发挥药效。

炙 将药物和酒、蜜、醋、姜汁、盐水等液体辅料同炒，使辅料渗入药内。其作用随辅料不同而异。如蜜炙滋润补益，酒炙升散活血，醋炙收敛、入肝止痛等。

8

第 二 章

中药的性能

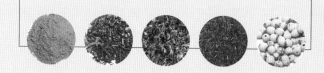

中药的性能，是指药物的性味和功能，也就是中药的药性理论，包括药物的四气、五味、升降浮沉、归经等方面。它是我国劳动人民在长期与疾病作斗争的实践中总结出来的宝贵经验，并有效地指导着临床实践。

中药的四气与五味

四气

四气是指药物寒、热、温、凉四种不同的药性，故又称四性。它是根据药物作用于人体后，所发生的不同反应和治疗效果，而做出的概括性归纳。

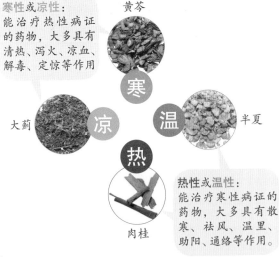

寒性或凉性：能治疗热性病证的药物，大多具有清热、泻火、凉血、解毒、定惊等作用

黄芩

寒

凉　温

大蓟

热

半夏

肉桂

热性或温性：能治疗寒性病证的药物，大多具有散寒、祛风、温里、助阳、通络等作用。

温热属阳，能治疗寒性病证；寒凉属阴，能治疗热性病证。温次于热，凉次于寒，即在共同性质中又有程度上的差异。对于有些药物，还会标出大热、大寒、微温、微寒等，对四气程度予以进一步区分。此外，还有一些平性药，是指相对于其他药物而言寒热偏性不明显，但仍未超出四气的范围。

五味

五味是指药物的辛、甘、酸、苦、咸五种不同的味道。此外还有淡味，一般淡附于甘，故称五味。

辛	甘	酸
能散、能行，有解表、发汗、理气、行血、开窍等作用	能补、能和、能缓，有补益、和中、缓急、解痉、止痛等作用	能收、能涩，有收敛、止涩、固脱、生津等作用

苦	咸	淡
能泻、能燥、能坚、能降，有通下、泻火、燥湿、坚阴、降气等作用	能下、能软，有泻下、软坚、散结等作用	能渗、能利，有渗湿、利小便的作用

11

中药的归经

　　某种药物对某些脏腑经络的病变能起主要治疗作用，谓之归经。依据脏腑经络学说，一般把药物分别归入肝、胆、心、小肠、脾、胃、肺、大肠、肾、膀胱、三焦、心包十二经。

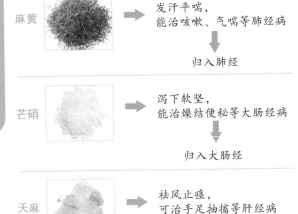

麻黄 ➡ 发汗平喘，
能治咳嗽、气喘等肺经病

⬇

归入肺经

芒硝 ➡ 泻下软坚，
能治燥结便秘等大肠经病

⬇

归入大肠经

天麻 ➡ 祛风止痉，
可治手足抽搐等肝经病

⬇

归入肝经

　　由于多数药物具有多种功效，能治疗几个脏腑经络的病变，因此一种药物可以归数经，说明其治疗范围较大。药物归经与其功效、主治密切相关。掌握了药物的功能和主治，也就掌握了它的归经。

中药的升降浮沉

什么是药物的升降浮沉

升降浮沉是指药物在体内发生作用的趋向，基本可概括为"升浮"和"沉降"两个方面。

升浮药的作用趋向为向上、向外，具发表、散寒、升阳、催吐等功效，能治疗病位在表（如外感发热）、在上（如呕吐）、病势下陷（如脱肛、内脏下垂）的病证。

沉降药的作用趋向为向下、向里，具有潜阳、平逆、收敛、渗利、泻下等功效，能治疗病位在里（如热结便秘）、病势上逆（如肝阳上亢的眩晕）的病证。

有少数药物的作用趋向表现为"双向性"，即既能升浮，又可沉降，如麻黄既能发汗解表，亦可平喘利尿。

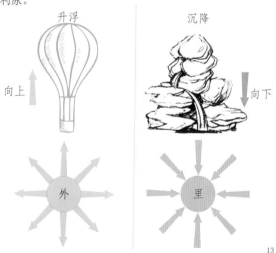

升浮　　　　　　　　沉降

向上　　　　　　　　向下

外　　　　　　　　里

药物升降浮沉与四气五味的关系

气温热、味辛甘的药物，大多能升浮，如桂枝、紫苏、黄芪等。

气寒凉、味苦酸咸的药物，大多能沉降，如芒硝、大黄、黄柏等。

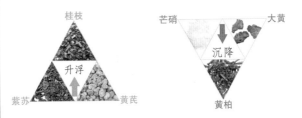

药物升降浮沉与质地轻重的关系

花叶及质轻的药物大多升浮，如辛夷、桑叶、菊花、升麻等。

种子、果实、矿物、介壳等质重的药物大多沉降，如紫苏子、枳实、磁石、鳖甲等。

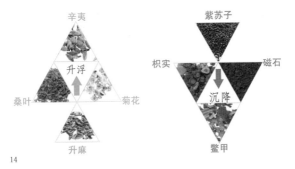

亦有少数例外，如"诸花皆升，旋覆独降""诸子皆降，蔓荆独升"等。

药物升降浮沉与炮制、配伍的关系

在炮制和配伍方面，有酒炒多升浮、姜汁炒使其发散、醋炒多收敛、盐水炒促其下行等。升浮药配在大剂沉降药中，亦能随其下达；沉降药配在大剂升浮药中，便可随之上升。因此，除了掌握药物本身性能外，熟悉药性与炮制、配伍的关系，才能准确、灵活地用药。

 # 中药的毒性

中药的**毒性**

古代药物毒性的含义较广，既认为毒性是药物的偏性，又认为毒性是药物毒副作用大小的标志。

历代本草书籍中，常在每一味药物的性味之下，标明其"有毒""无毒"。"有毒无毒"也可简称为"毒性"，是药物性能的重要标志之一，它是确保用药安全必须注意的问题；人们又把药物毒性强弱分为大毒、常毒、小毒、无毒四类，是指药物毒副作用的大小。

现代药物毒性的含义有两方面：一是指中毒剂量与治疗剂量比较接近，或某些治疗剂量已达到中毒剂量的范围，因此治疗用药时安全系数小；二是指毒性对机体组织器官损害剧烈，可产生严重或不可逆的后果。

中毒的主要原因

产生中药中毒的主要原因有以下几方面。

①剂量过大：如砒霜、胆矾、斑蝥、蟾酥、马钱子、附子、乌头等毒性较大的药物，用量过大或服用时间过长可导致中毒。

②误服伪品：如误以华山参、商陆代人参，独角莲代天麻使用。

③炮制不当：如使用未经炮制的生附子、生乌头。

④制剂服法不当：如乌头、附子中毒，多因煎煮时间太短，或服后受寒、进食生冷。

⑤配伍不当：如甘遂与甘草同用、乌头与瓜蒌同用而致中毒。

此外，个体差异与自行服药也是引起中毒的原因。

第三章

中药的配伍与应用

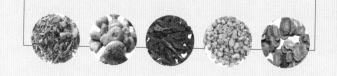

中药的配伍

中药的配伍是指有目的地按病情需要和药性特点，有选择地将两味以上药物配合同用。中药除少数药单独应用外，大多是两种以上的药物配合起来应用，前人把这种关系称为药物的"七情"。

"七情"中单行是指用单味药治病，病情比较单纯，选用一味针对性较强的药物即能获得疗效。除单行者外，其余六个方面都是讲配伍关系。

相须

凡功用相近的药物，配合后作用能相互协同，明显增强原有功效的，称为相须。

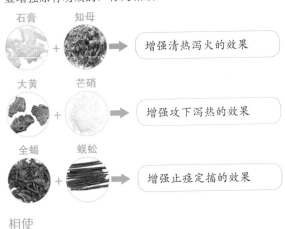

石膏 + 知母 增强清热泻火的效果

大黄 + 芒硝 增强攻下泻热的效果

全蝎 + 蜈蚣 增强止痉定搐的效果

相使

功用不相同的药物，配合后能互相促进，共同提高疗效的，称为相使。

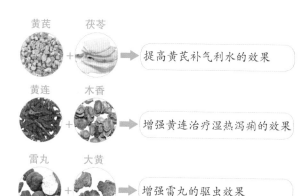

黄芪 + 茯苓 → 提高黄芪补气利水的效果

黄连 + 木香 → 增强黄连治疗湿热泻痢的效果

雷丸 + 大黄 → 增强雷丸的驱虫效果

相畏、相杀

一种药物的毒性或副作用，能被另一种药物减轻或消除，如生半夏和生南星的毒性能被生姜减轻或消除，我们就说：生半夏、生南星畏生姜。

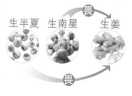

生半夏 生南星 畏 生姜

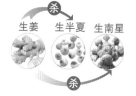

杀 生姜 生半夏 生南星 杀

一种药物能减轻或消除另一种药物的毒性或副作用，如生姜能减轻或消除生半夏和生南星的毒性或副作用，我们就说：生姜杀生半夏、生南星。

由此可知，相畏、相杀实际上是同一配伍关系的两种提法，是药物间相互对待而言的。

相恶

两种药物配合后，相互牵制，使原有功效降低或消失，称为相恶。如人参恶莱菔子，因为莱菔子能削弱人参的补气作用。

相恶，只是两药的某方面或某几方面的功效减弱或丧失，并非两药的各种功效全部相恶。如生姜恶黄芩，只是生姜的温肺、温胃功效与黄芩的清肺、清胃功效互相牵制而疗效降低；但生姜还能和中开胃，治不欲饮食并喜呕之症，黄芩尚可清泄少阳以除热邪，在这些方面，两药并不一定相恶。

两药是否相恶，还与所治证候有关。如用人参治元气虚脱或脾肺纯虚无实之证，而伍以消积导滞的莱菔子，则人参补气效果降低；但对脾虚食积气滞之证，如单用人参益气，则不利于积滞胀满之证，单用莱菔子消积导滞，又会加重气虚。所以《本草新编》说："人参得莱菔子，其功更神。"故相恶配伍原则上应当避免，但也有可利用的一面。由此可以解释，为什么历代本草文献中所列相恶药物达百种以上，而临床医家并不将相恶配伍通作配伍禁忌对待。

相反

两药合用后，产生不良反应或剧毒作用，称相反，如半夏反乌头。相反属配伍禁忌。

上述六个方面，其变化关系可以概括为四项。
①有些药物因产生协同作用而增进疗效，是临床

用药时要充分利用的。

②有些药物可能互相拮抗而抵消、削弱原有功效，用药时应加以注意。

③有些药物则由于相互作用，而能减轻或消除原有的毒性或副作用，在应用毒性或烈性药时必须考虑应用。

④一些药物因相互作用而产生或增强毒副作用，属于配伍禁忌，原则上应避免配用。

基于上述，可知从单味药到配伍应用，是通过很长的实践与认识过程逐渐积累丰富起来的。药物的配伍应用是中医用药的主要形式。药物按一定原则加以组合，并确定一定的分量比例，制成适当剂型，即为方剂。方剂是药物配伍的发展，也是药物配伍应用的较高形式。

中药的剂量与用法

中药的剂量

中药的用量，一般指干燥后的药材饮片，成人1日内汤剂服量。药物剂量的大小，对疗效有直接影响。如病重而药轻，则药力不够，难以奏效；反之，病轻而药重，则又易损伤正气。因此掌握药物的剂量是十分重要的。

一般情况下，药物剂量的差异如下。

具体情况		剂量
药物性质	质平和者	用量较大
	有毒性	严格控制用量
药物质量	质轻者	用量宜轻
	质重者	用量宜重

具体情况		剂量
成药形态	汤剂	用量较大
	丸、散剂	用量较小
病症情况	重病、急性病	用量宜重
	轻病、慢性病	用量宜轻
用药对象	体壮实者	用量可重
	虚弱者	用量宜轻
药方组成	单味药物	用量宜重
	复方	用量宜轻

此外，药物的剂量还应根据时令气候、地域不同以及个体差异等具体情况灵活掌握。

中药的用法

中药用法有内服和外用之分。剂型除传统的汤剂、丸剂、散剂、膏剂、酒剂等外，目前还有片剂、冲剂、注射剂和气雾剂等，以适应临床的不同需要。中医最常用的是汤剂，应用汤剂尚须注意煎服法。

汤剂的制作对煎具、用水、火候、煮法都有一定的要求。煎药用具以砂锅、瓦罐为好，铝锅、搪瓷罐次之，忌用钢铁锅，以免发生化学变化，影响疗效；煎药用水以水质洁净新鲜为好。

汤剂一般宜温服。但解表药要偏热服，服后还须覆盖好衣被或进食热粥，以助汗出；寒证用热药宜热服，热证用寒药宜冷服，以防格拒于外。

第四章

常用中药解析

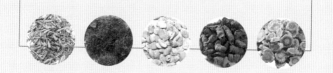

简析中药的命名与分类

中药来源广泛，品种繁多，名称各异。其命名方法，总的来说都与医疗应用有着密切的关系。中药命名方法丰富多彩，现分述如下。

以药物功效命名	益母草	功善活血调经，为妇科经产要药
	防风	祛风息风，防范风邪，主治风病
	决明子	清肝明目，为明目佳品
以药用部位命名	芦根、白茅根	以根茎入药
	桑叶、紫苏叶	以叶片入药
	桑枝、桂枝	以植物的嫩枝入药
	菊花、旋覆花	以花入药
以产地命名	四川	川黄连、川黄柏、川续断
	广东新会	新会皮、广陈皮
	山东阿县	阿胶
以形态命名	大腹皮	形似大腹
	乌头	块根形似乌鸦之头
	人参	状如人形，功参天地
以气味命名	麝香	香气远射
	鱼腥草	具有浓烈的鱼腥气味
	败酱草 臭梧桐 蔂头回	具有特殊臭气
以滋味命名	甘草	以其味甘而得名
	细辛	以其味辛而得名
	苦参	以其味苦而得名
	五味子	皮肉甘酸，核中辛苦，全果皆有咸味，五味俱全

以颜色命名	色黄	有黄芩、黄连、黄芪、大黄等
	色黑	有乌玄参、黑丑、墨旱莲等
	色白	有白芷、白果、白矾等
	色紫	有紫草、紫参、紫花地丁等
	色红	有红花、丹参、朱砂、赤芍等
	色青	有青黛、青皮、青蒿等
以生长季节命名	半夏	在夏季的一半（农历五月间）采收
	夏枯草	生长到夏至后枯萎
以进口国名或译音命名	安息香	以古代安息国国名来命名
	曼陀罗	以译音为名
因避讳而命名	延胡索	原名玄胡索，后因避宋真宗讳，改玄为延，称延胡索、延胡
	玄参	因避清代康熙（玄烨）讳，改"玄"作"元"，又称元参
以人名命名	刘寄奴	是南朝宋武帝刘裕的小名，传说这个药是由刘裕发现的
	杜仲	相传是古代有一位叫杜仲的人，因服食此药而得道，后人遂以杜仲命名
以秉性命名	肉苁蓉	为肉质植物，补而不峻，药性从容和缓
	急性子	秉性急猛异常

中药的分类有很多方法，如按药物功能分类，按药用部位分类，按有效成分分类，按自然属性和亲缘关系分类等。为方便读者使用，本书按照大众最为关注的药用功能对药物进行分类介绍。

麻黄

别名：龙沙、狗骨、卑相、卑盐

微苦　辛

大热 热 温 微温 平 凉 微寒 寒 大寒

肺经 归 膀胱经

🏮 **功效** 发汗解表，宣肺平喘，利水消肿。

🏮 **来源** 为麻黄科植物草麻黄、中麻黄或木贼麻黄的干燥草质茎。

⏳ **用量** 煎服，2～9克，或入丸、散。外用适量，研末敷。

◀ **应用**

1. 用于咳嗽、气喘等症

本品能宣畅肺气而止咳平喘，故可治外邪侵袭、肺气不畅所致的喉痒咳嗽、咳痰不爽或咳嗽紧迫、胸闷、气喘等症。

寒邪咳喘：多配杏仁、甘草。

外有寒邪，内有痰饮：配细辛、干姜、五味子、半夏等。

肺热咳喘：配石膏、杏仁、甘草等。

2. 用于风水浮肿等症

本品既能发汗，又能利尿。

水肿伴有表证：配白术、生姜等。

3. 用于风寒感冒、麻疹透发不畅、风疹身痒等症

本品性温辛散，能发汗散寒而解表，又可散风透疹。

外感风寒引起的发热恶寒、无汗：配桂枝。

麻疹透发不畅，兼有咳嗽气急：在辛凉透疹药中酌加麻黄，有透疹、平喘的效果。

风疹身痒：可配薄荷、蝉蜕等。

附方 麻黄汤（《伤寒论》）：麻黄（去节）9克，桂枝（去皮）、杏仁（去皮）各6克，甘草（炙）3克。水煎服，温覆取微汗。用于外感风寒，症见恶寒、无汗、头痛发热、身痛等表实证者。

★ 注意事项 自汗、盗汗者忌用；肺肾虚喘者禁用；失眠及高血压患者慎用。

选购 以茎粗、干燥、色淡绿、内心充实、味苦涩者为佳。

解表药·发散风寒药

桂枝 别名：柳桂

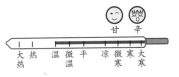

功效 发汗解肌，温通经脉，助阳化气，平冲降气。

来源 为樟科植物肉桂的干燥嫩枝。

用量 煎服，3～9克，或入丸、散。外用适量，研末敷。

应用

用于风寒感冒、发热恶寒

桂枝辛温，善祛风寒，能治风寒感冒、发热恶寒，不论有汗、无汗都可应用。
身不出汗：配麻黄，可促使发汗。
身有汗出：配赤芍，有协调营卫的作用。

附方 桂枝汤（《伤寒论》）：桂枝、白芍、生姜各15克，炙甘草12克，大枣12枚（劈），水1400毫升，煮至600毫升，早、中、晚饭后30分钟服药，服药5分钟喝热粥一小碗，主治外感风寒表虚证。

★注意事项 温热病及阴虚阳盛之证、血证患者和孕妇忌服。

选购 以枝条嫩细均匀、色红棕、香气浓者为佳。

别名：赤苏、红苏、红紫苏

紫苏叶

肺经 归 脾经

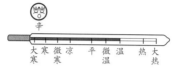

辛

大寒　寒　微凉　平　微温　温　热　大热

🔘 **功效**　发汗解表，行气宽中，解鱼蟹毒。

🔘 **来源**　为唇形科植物紫苏的叶。

⚖ **用量**　煎服，5～10克。外用适量，捣敷或煎水洗。

➠ **应用**　

用于风寒感冒

本品能散表寒，发汗力较强，用于风寒表证。

风寒表证，见恶寒、发热、无汗等症：常配生姜。

风寒表证兼有气滞：可配香附、陈皮。

★ **注意事项**　气虚、阴虚及温病患者慎服。

🏆 **选购**　以质脆、断面中部有髓、气清香、味微辛者为佳。

生姜 别名：姜皮、姜、姜根、百辣云

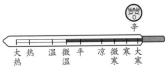

辛

大热 热 温 微温 平 凉 微寒 大寒

肺经 脾经 归 胃经

🌡 **功效** 发汗解表，温中止呕，温肺止咳，解鱼蟹毒。

📡 **来源** 为姜科植物姜的新鲜根茎。

⏳ **用量** 煎服，3～9克。

↪ **应用**

用治感冒轻症

生姜用于解表，主要为发散风寒；发汗作用较弱。

预防感冒：煎汤，加红糖趁热服用，能得汗而解。

增强发汗力量：配麻黄、桂枝，辅助发汗解表。

📄 **附方** 生姜橘皮汤：生姜、橘皮各9克，水500毫升，煎水分2次服，用于恶心呕吐、口吐痰涎者。

★ **注意事项** 阴虚内热及实热证患者禁服。

别名：陈香薷、香茹

香薷

肺经 归 胃经

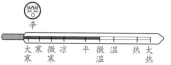

辛

大寒　微寒　凉　平　微温　温　热　大热

🕂 **功效**　发汗解表，祛暑化湿，利水消肿。

📡 **来源**　为唇形科植物石香薷或江香薷的干燥地上部分。

⏳ **用量**　煎服，3～9克，或研末。用于发表，量不宜过大，且不宜久煎；用于利水消肿，量宜稍大，且须浓煎。

➡ **应用**　**用于夏季风寒感冒**

香薷发散风寒，有发汗解表作用，但多用于夏季贪凉，风寒感冒所引起的发热、恶寒、头痛、无汗等症，往往与藿香、佩兰等配合应用。

📋 **附方**　香薷饮（《太平惠民和剂局方》）：香薷12克，厚朴、白扁豆各6克。将香薷、厚朴剪碎，白扁豆炒黄捣碎，放入保温杯中，以沸水冲泡，盖严温浸1小时，代茶频饮。解表清暑，健脾利湿。适用于夏季感冒夹暑湿证。

★ **注意事项**　表虚者忌服。本品辛温发汗之力较强。

荆芥

别名：香荆芥、线芥、四棱杆蒿、假苏

辛

肺经 归 肝经

大热 温 热 平 温 凉 微 寒 大寒

🌱 **功效** 祛风解表，止血。

📡 **来源** 为唇形科植物荆芥的干燥茎叶及花穗。

⏳ **用量** 煎服，4.5～9克，不宜久煎。

🔖 **应用**

1. 用于外感表证

本品长于发表散风，且微温不烈，药性和缓。对于外感表证，无论风寒、风热或寒热不明显者，均可广泛使用。

风寒表证：配防风、羌活。
风热表证：配金银花、连翘、薄荷。
风热头痛：配生石膏。
咽喉肿痛：配牛蒡子、桔梗、生甘草。

2. 用于止血

本品炒炭可用于止血。
便血：配槐花炭。
鼻衄：配白茅根。

⭐ **注意事项** 表虚自汗、阴虚头痛者忌服。

🛒 **选购** 以身干、色黄绿、茎细、穗多、无泥杂者为佳。

防风

脾经　肝经
归
膀胱经

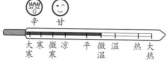

辛　甘

大寒　微凉　平　微温　热大
　寒　　　温　　　　热

🌱 **功效**　祛风解表，胜湿解痉，止泻止血。

📡 **来源**　为伞形科植物防风的干燥根。

⏳ **用量**　煎服，5～10克；或入丸、散。外用适量，煎水熏洗。一般生用，止泻炒用，止血炒炭用。

➡️ **应用**　**用于外感表证**

> 防风解表以祛风为长，既能散风寒，又能发散风热，与荆芥作用相仿，故两药往往配合应用，治疗风寒感冒，症见发热恶寒、头痛身痛，以及感冒风热，症见发热恶寒、目赤、咽痛等症。

⭐ **注意事项**　阴血亏虚、热病动风者不宜使用；血虚发痉、阴虚火旺者慎用。

🛒 **选购**　以头节坚如蚯蚓头者为佳。

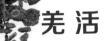

羌活

别名：羌青、退风使者

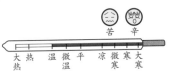

苦　辛

大热　热　温　微温　平　凉　微寒　大寒

膀胱经　归肾经

🌱 **功效**　祛风解表，祛风湿，止痛。

📡 **来源**　为伞形科植物羌活的干燥根茎及根。

⏳ **用量**　煎服，3～9克；或入丸、散。

↪ **应用**　**用于风寒感冒**

> 羌活能发散风寒、祛风止痛，用于风寒感冒，兼有头痛、身痛，常配防风、白芷等药同用。

★ **注意事项**　该品辛香温燥之性较烈，故阴亏血虚者慎用；阴虚头痛者慎用；血虚痹痛者忌服。

🛒 **选购**　以条粗壮、有隆起曲折环纹、断面质地紧密、朱砂点多、香气浓郁者为佳。

别名：芷、芳香、香白芷

白芷

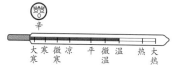

辛

大寒　寒　微寒　凉　平　微温　温　热　大热

💊 **功效** 祛风解表，止痛，消肿排脓，燥湿止带。

📍 **来源** 为伞形科植物白芷或杭白芷的干燥根。

⏳ **用量** 煎服，3～9克。

💬 **应用**

用于风寒感冒、头痛、鼻塞等症

本品发散风寒，且有止痛、通鼻窍等作用，故主要用于治风寒表证兼有头痛、鼻塞等症。

头痛剧者：加羌活、细辛。

鼻塞者：配藿香、薄荷等。

⭐ **注意事项** 阴虚火旺之证不宜使用。

🛒 **选购** 以黄泽者为佳。

牛蒡子

别名：大力子、恶实、鼠粘子、黍粘子

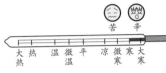

苦　辛

大热　温　微温　平　凉　微寒　大寒

肺经（归）胃经

⚲ 功效 为菊科植物牛蒡的干燥成熟果实。

🎙 来源 疏散风热，祛痰止咳，清热解毒。

⧖ 用量 煎服，6～12克，入煎剂宜打碎；炒后寒性减；或入散剂。

↪ 应用 用于外感风热、咽喉红肿疼痛

本品疏散风热，且能利咽。临床应用以风热表证兼有咽喉肿痛者为宜，常配合桔梗、金银花、连翘等同用。

📋 附方 牛蒡汤（《证治准绳》）：牛蒡子、荆芥穗、甘草各10克，大黄5克，防风12克，薄荷15克。水煎服。治咽喉肿痛、丹毒。

★ 注意事项 本品能滑肠，气虚便溏者忌用。

🛒 选购 以粒大、饱满、色灰褐者为佳。

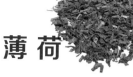

别名：野薄荷、夜息香、鱼香草

薄荷

肺经 归 肝经

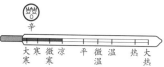

辛

大寒　寒　微寒　凉　平　微温　温　热　大热

🌱 **功效** 疏散风热，清利咽喉，透疹。

📡 **来源** 为唇形科植物薄荷的干燥茎叶。

⏳ **用量** 煎服，3～6克；宜后下❶（适宜花、叶类以及一些气味芳香含挥发性成分多的药材）。

🐾 **应用** ┃**用于风热感冒、温病初起有表证者**

薄荷为疏散风热要药，有发汗作用。

风热表证，身不出汗、头痛目赤等：常配荆芥、桑叶、菊花、牛蒡子等。

风寒感冒，身不出汗：常配紫苏、羌活等。

★ **注意事项** 薄荷芳香辛散，发汗耗气，故体虚多汗者不宜使用。

---

❶后下：中药学术语，指一种煎药法。有些药物久煎易失去功效，故在其他药物快要煎好时才下，稍煎即可。

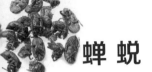

蝉 蜕

别名：蝉退、蝉衣、蝉壳

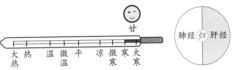

甘

大热 热 温 微温 平 凉 微寒 寒 大寒

肺经（归）肝经

解表药·发散风热药

🌱 **功效** 散风热，利咽喉，退目翳，定惊痫。

📡 **来源** 为蝉科昆虫黑蚱等的幼虫羽化时脱落的皮壳。

⏳ **用量** 煎服，3～6克，或单味研末冲服。

🔖 **应用**

用于外感风热、发热恶寒、咳嗽以及风疹瘙痒等症

蝉蜕有疏散风热作用，用于风热表证常配合薄荷等同用；对风疹瘙痒也有祛风止痒的功能。

⭐ **注意事项** 孕妇慎用。

🛒 **选购** 以色黄、体轻、完整、无泥沙者为佳。

别名：家桑、荆桑、黄桑叶

桑叶

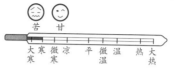

苦　甘

肺经　归　肝经

大寒　微凉　平　微温　热　大
　寒　　寒　　　温　　　热

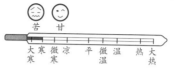

🏵 **解表药·发散风热药**

🌱 **功效**　疏散风热，清肺润燥，清肝明目。

📡 **来源**　为桑科植物桑的干燥叶。

⧗ **用量**　煎服，6～10克；或入丸、散。外用适量，煎水洗或捣敷。

🔖 **应用**　**用于外感风热、头痛、咳嗽等症**

桑叶善于散风热而泻肺热，对外感风热、头痛、咳嗽等，常与菊花、金银花、薄荷、前胡、桔梗等配合应用。

▢ **附方**　桑菊饮（《温病条辨》）：桑叶75克、菊花3克、连翘5克、薄荷2.5克、甘草2.5克、杏仁6克、桔梗6克、苇根6克，治风温初起，表现为身热不甚、头痛鼻塞、咳嗽、咳痰不畅等。

★ **注意事项**　月经期的妇女和孕妇不能使用桑叶。

菊花

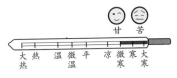

甘　苦

大热　热　温　微温　平　凉　微寒　大寒

肺经 归 肝经

解表药·发散风热药

🔑 **功效**　疏散风热，平肝明目，清热解毒。

📡 **来源**　为多年生菊科植物菊的干燥头状花序，其花瓣呈舌状或筒状。

⚖ **用量**　煎服，5～9克。

↩ **应用**

用于外感风热、恶寒、头痛等症

菊花疏风作用较弱，清热力佳。

外感风热：配桑叶。

热盛烦躁：配黄芩、栀子。

📖 **附方**　菊花茶调散（《太平惠民和剂局方》）：菊花60克、薄荷15克、荆芥60克、川芎60克、防风45克、羌活60克、甘草60克、白芷60克、细辛30克、僵蚕15克，上为末，每服6克，治头目眩晕、偏正头痛、目赤鼻塞。

★ **注意事项**　气虚胃寒、食少泄泻者慎用。

别名：荆子、万荆子、蔓青子、蔓荆、
白背风

蔓荆子

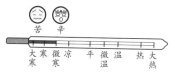

苦 辛

大寒 寒 微寒 凉 平 微温 温 热 大热

🌼 **功效**　散风热，清头目。

📍 **来源**　为马鞭草科植物单叶蔓荆或蔓荆的干燥成熟果实。

⧗ **用量**　煎服，5～9克；浸酒或入丸、散。

➥ **应用**

用于风热感冒头痛及头风头痛等症

本品味苦兼辛，有疏散风热、祛风止痛的功效。

风热感冒引起的头痛：配防风、菊花、石膏等。

头风头痛：配藁本、川芎。

★ **注意事项**　血虚有火之头痛目眩及胃虚者慎服。

🏺 **选购**　以表面灰黑色或黑褐色、被灰白色粉霜状茸毛、有纵向浅沟4条、顶端微凹、基部有灰白色宿萼及短果梗者为佳。

解表药·发散风热药

41

柴胡

别名：地熏、山菜、菇草、柴草

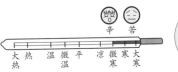

辛　苦

大热　温　微　平　凉　微　寒　大
　　　　热　　　　温　　　　寒　　寒

归　肝经｜胆经　肺经

➕ **功效**　解表退热，疏肝解郁，升举阳气。

📡 **来源**　为伞形科植物北柴胡或狭叶柴胡等的干燥根或全草。

⏳ **用量**　煎服，3～9克。解表退热用量宜稍重，且宜用生品。疏肝解郁宜醋炙，升阳举陷可生用或醋炙，其用量均宜稍轻。

🔖 **应用**

用于感冒、发热等症

柴胡可解表，治疗感冒时常与葛根、羌活等同用。

用于肝气郁结、胁肋疼痛、月经不调等症

柴胡既具良好的疏肝解郁作用，又为疏肝诸药之向导，是治肝气郁结之要药。对胁肋疼痛无论内由肝郁、外因伤仆皆可应用；凡见肝气郁结所致的月经不调或痛经等，均可与当归、白芍、香附、郁金等药同用。

★ **注意事项**　柴胡其性升散，肝风内动、肝阳上亢、气机上逆者忌用或慎用。

第二节 清热药·清热泻火药·

别名：细石、细理石、软石膏、
寒水石、白虎

石膏

清热药·清热泻火药

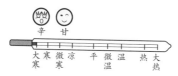

肺经 归 胃经

辛　甘

大寒　微寒　平　微温　热　大热
　　　　　　　　　温

🔱 **功效**　清热泻火，收敛生肌，止血。

📡 **来源**　为硫酸盐类矿物硬石膏族石膏。

⧗ **用量**　煎服，15～60克（大剂量可用到300～400克）；或入丸、散。外用适量，煅研撒或调敷。

↪ **应用**　**用于温热病，高热不退、口渴、烦躁等症**

> 石膏药性大寒，善清气分实热，故适用于肺胃实热的证候，常与知母相须为用，以增强清里热的作用。

★ **注意事项**　脾胃虚寒及血虚、阴虚发热者忌服。

知母

別名：连母、野蓼、羊胡子根、地参

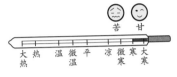

苦 甘

大热 热 温 微温 平 凉 微寒 寒 大寒

肺经 胃经
归
肾经

🎋 **功效** 清热泻火，滋阴润燥。

📡 **来源** 为百合科植物知母的干燥根茎。

⌛ **用量** 煎服，6～12克。

🐍 **应用** **用于阴虚发热、虚劳咳嗽及消渴等症**

> 知母能泻肺火而滋肾，故不仅能清实热，且可清虚热。
>
> 阴虚火旺、潮热骨蒸：多与黄柏同用，配入滋阴药中，如知柏地黄丸。
>
> 肺虚燥咳：配养阴润肺药，如沙参、麦冬、川贝母等品。
>
> 消渴：配清热生津药，如天花粉、麦冬、粉葛根等。

★ **注意
事项** 本品性寒质润，有润肠作用，故脾虚便溏者不宜用。

🛒 **选购** 以条肥大、质硬、断面黄白者为佳。

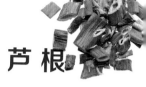

别名：芦茅根、苇根、芦头、芦柴根

芦根

肺经 归 胃经

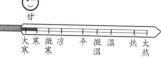

甘

大寒　微凉　平　微温　热大
　寒　寒　　　温　　热

🌱 **功效**　清肺胃热，生津止渴，止呕，利尿。

📡 **来源**　为禾本科植物芦苇的新鲜或干燥根茎。

⏳ **用量**　煎服，新鲜者用 30 克，干者用 10 ～ 15 克。

➥ **应用**　**用于温热病**

> 温热之邪，袭于肺络，则为肺热咳嗽；犯于胃脏，则见津少口渴；如影响胃气通降，则上逆而呕恶。芦根能清肺胃热，且有生津作用，故适用于肺胃都热的证候。
> 清热生津：配麦冬、天花粉。
> 清热止呕：配竹茹、枇杷叶。
> 清肺止咳：配瓜蒌皮、知母、浙贝母。
> 清肺排脓：配冬瓜子、生薏苡仁、桃仁。

★ **注意事项**　脾胃虚寒者忌服。

🛒 **选购**　以条粗壮、黄白色、有光泽、无须根、质嫩者为佳。

天花粉

别名：栝楼根、白药、瑞雪、
天瓜粉、屎瓜根、栝蒌粉

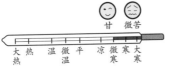

甘　微苦

大热　热　温　微温　平　凉　微寒　大寒　寒

肺经〔归〕胃经

❋ 清热药 · 清热泻火药 ❋

⚕ 功效 清热生津，消肿排脓。

🔊 来源 为葫芦科植物栝楼或双边栝楼的干燥根。

⌛ 用量 煎服，9～15克；或入丸、散。外用适量，研末撒；或调敷。

⇦ 应用　**用于肺热燥咳、热病伤津、消渴等症**

> 本品能清肺润燥、生津解渴。
> 肺热燥咳：配沙参、麦冬。
> 热病伤津及消渴：配麦冬、知母等。

📖 附方 玉液汤（《医学衷中参西录》）：生山药30克，生黄芪15克，知母、葛根、五味子、天花粉各10克，生鸡内金（捣细）6克。水煎服。具有益气生津、固肾止渴的功效，用于消渴病。

★ 注意事项 不宜与乌头类药材同用。

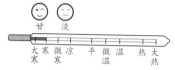

淡竹叶

别名：竹叶

甘　淡

大寒　微凉　平　微温　热　大
　寒　寒　　　温　　　热

✚ 功效　清热除烦，利尿通淋，止渴。

📡 来源　为禾本科植物淡竹叶的干燥茎叶。

⏳ 用量　煎服，6～10克。

➥ 应用　**用于热病烦渴等症**

本品性寒味甘，善清心胃之热，又能淡渗利尿。

热病烦躁口渴、口舌生疮：常配石膏、芦根等。

小便黄赤短少、淋痛：常配木通、甘草。

★ 注意事项　阴虚火旺、骨蒸潮热者忌用。

🛒 选购　以色绿、完整、无枝梗者为佳。

栀子

别名：山栀、越桃

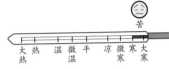

苦

大热　热　温　微温　平　凉　微寒　寒　大寒

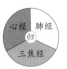

归
心经　肺经　三焦经

功效 泻火除烦，清热利湿，凉血解毒。

来源 为茜草科植物栀子的干燥成熟果实。

用量 煎服，5～10克；或入丸、散。外用适量，研末掺或调敷。

清热药·清热泻火药

应用

1. 用于热病发热、心烦不宁等症

栀子善能泻火清热而除烦。可用于外感热病的气分证初期，见有发热、胸闷、心烦等症。

透邪泄热、除烦解郁：配豆豉。

高热烦躁、神昏谵语：配黄连，泻火清邪热。

2. 用于湿热郁结

本品能清热利湿，常与黄柏、茵陈蒿等同用，可治湿热郁结所致的黄疸、面目皮肤发黄、疲倦、饮食减少等症。

3. 用于热毒实火

栀子有凉血止血、清热解毒的作用，可治热毒实火引起的吐血、鼻衄、尿血、目赤肿痛和疮疡肿毒等症。

血热妄行：配生地黄、侧柏叶、牡丹皮等。

目赤肿痛：配菊花、石决明等。

疮疡肿毒：配黄连、金银花、连翘等。

4. 用于跌仆损伤、扭挫伤等症

生栀子研末，与面粉、黄酒调服，有消肿活络的作用，为民间常用的"吊筋药"，可治跌仆损伤、扭挫伤、皮肤青肿疼痛等症，尤其适用于四肢关节附近的肌肉、肌腱损伤。

📖 **附方** 栀子大黄汤（《金匮要略》）：栀子9克，大黄3克，枳实12克，豆豉10克。上四味，以水600毫升，煮取200毫升，分3次温服，用治酒疸、心中懊恼或热痛者。

★ **注意事项** 脾虚便溏者不宜用。

🛒 **选购** 以个小、完整、仁饱满、内外色红者为佳。

清热药·清热泻火药

决明子

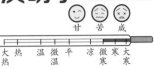

别名：草决明、羊明、马蹄决明

清热药·清热泻火药

功效 清肝明目，润肠通便。

来源 为豆科植物决明或小决明的干燥成熟种子。

用量 煎服，10～15克；用于润肠通便，不宜久煎。

应用

1.用于肝火上扰，或风热上壅头目

决明子既能清泻肝胆郁火，又能疏散风热，为治目赤肿痛要药。青盲内障，多由肝肾不足所引起，决明子清肝而明目，常与补养肝肾药同用，可治青盲内障。

风热者：常配蝉蜕、菊花。

肝火者：常配龙胆、黄芩、夏枯草等。

青盲内障：常配补养肝肾药，如沙苑子、女贞子、枸杞子、生地黄等。

2.用于高血压、大便燥结

近年来临床上用于高血压病而呈现肝阳上扰、头晕目眩等证候者，常与钩藤、生牡蛎等同用。

此外，决明子还有润肠通便作用，能治疗大便燥结。

★**注意事项** 气虚便溏者不宜用。

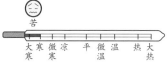

·清热燥湿药·

别名：胆草、草龙胆、山龙胆、龙胆草

龙胆

肝经 归 胆经

苦

大寒　微凉　平　微温　热　大
　寒　　　　　　温　　　热

功效　清热燥湿，泻火定惊。

来源　为龙胆科植物龙胆草或其变种的干燥根茎及根。

用量　煎服，3～6 克；或入丸、散。外用适量，煎水洗；或研末调搽。

应用

1. 用于下焦湿热

龙胆善除下焦湿热，可治白带、阴囊肿痛等症。

湿热黄疸：配茵陈、栀子。

下部湿热：配苦参、黄柏。

2. 用于肝火上炎、惊风抽搐

龙胆为泻肝胆实火的要药。

肝火上炎的证候：配栀子、黄芩等。

小儿惊风、手足抽搐：由肝经热盛所致者，配钩藤、牛黄。

附方　龙胆泻肝汤（《太平惠民和剂局方》）：龙胆、生甘草各 6 克，黄芩、栀子、木通、车前子各 9 克，泽泻 12 克，当归 8 克，生地黄 20 克，柴胡 10 克。可治肝胆实火上逆之胁痛口苦、耳聋耳肿，以及肝胆湿热下注之小便淋浊、囊痈便毒、阴痒阴肿等症。

★注意事项　脾胃虚寒者不宜用，阴虚津伤者慎用。

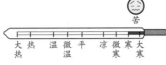

黄芩

别名：山茶根、土金茶根

苦

大热 热 温 微温 平 凉 微寒 寒 大寒

肺经 胆经 脾经 归 大肠经 小肠经

🌼 **功效** 清热燥湿，泻火解毒，止血，安胎。

📡 **来源** 为唇形科植物黄芩的干燥根。

⏳ **用量** 煎服，3～10克；或入丸、散。外用适量，煎水洗或研末敷。

↪ **应用**

1. 用于湿温、湿热病

本品清热燥湿作用颇强，可治湿温发热、胸闷、口渴不欲饮，以及湿热泻痢、黄疸等症。
湿温发热：配滑石、白豆蔻、茯苓等。
湿热泻痢、腹痛：配白芍、葛根、甘草。
湿热蕴结所致的黄疸：配绵茵陈、栀子、淡竹叶等。

2. 用于胎动不安

本品有清热安胎作用，可用于胎动不安，常与白术、竹茹等配合应用。

3. 用于热病

本品能清实热、泻肺火，可治高热烦渴，或肺热咳嗽，或热盛迫血外溢的吐血、衄血、便血、崩漏，以及热毒疮疡等症。

热病高热： 常配黄连、栀子等。

肺热咳嗽： 配知母、桑白皮等。

血热妄行： 可与生地黄、牡丹皮、侧柏叶等同用。

热毒疮疡： 可与金银花、连翘等药同用。

📋 **附方**
①黄芩汤（《伤寒论》）：黄芩9克，甘草（炙）、赤芍各6克，大枣12枚。水煎服，主治太阳、少阳合病下利。

②黄芩泻肺汤（《张氏医通》）：黄芩、大黄、连翘、焦栀子、杏仁、枳壳、桔梗、薄荷、甘草各5克。水煎服，主治肺热喘嗽、里实便秘。

★ **注意事项** 脾胃虚寒者不宜使用。

🛒 **选购** 以条粗长、质坚实、色黄、除净外皮者为佳。

黄连 别名：味连、川连、鸡爪连

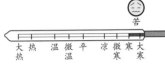

苦

大热　温　微温　平　凉　微寒　大寒

心经　脾经　胃经　归　肝经　胆经　大肠经

功效　清热燥湿，泻火解毒。

来源　为毛茛科植物黄连或同属植物的干燥根茎。

用量　煎服，2～5克。外用适量，煎水或研末敷。

应用

1. 用于湿热病

黄连清热燥湿的作用很强，可治湿热内蕴之胸中烦热痞满、舌苔黄腻，黄疸，以及肠胃湿热所致的呕吐、泻痢、痔疾等症。

湿热内蕴：配黄芩、大黄等。

湿热留恋肠胃引起的呕吐：常配半夏、竹茹。

湿热留恋肠胃引起的泻痢：配木香、黄芩、葛根等。

2. 用于中消证

黄连还可用于胃火炽盛的中消证，可配合天花粉、知母、生地黄等同用。

3. 用于热病高热、血热妄行、热毒疮疡等症

黄连为泻火解毒之要药，对热病高热、心火亢盛有良好疗效，可治口渴烦躁甚至神昏谵语，心火亢盛之失眠、心烦，血热妄行之吐血、衄血，以及热毒疮疡等症。

热病高热、心火亢盛：常配栀子、连翘等。

血热妄行：可配黄芩、大黄等。

热毒疮疡：可配赤芍、牡丹皮等药。

4. 外用

黄连可泻火，以黄连汁点眼，可治火盛目赤；涂口，可治口舌生疮。

📖 **附方** 交泰丸（《韩氏医通》）：黄连 18 克、肉桂 3 克，研细，白蜜为丸。每次 1.5 ~ 2.5 克，空腹时用淡盐汤下，具有交通心肾、清火安神作用，用于心火偏亢、心肾不交之怔忡、失眠等。

★ **注意事项** 本品过服久服易伤脾胃，脾胃虚寒者忌用；苦燥易伤阴津，阴虚津伤者慎用。

🛒 **选购** 以干燥、节多、须根少、色黄者为佳。

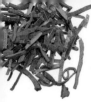

黄柏

别名：黄檗、元柏、檗木、檗皮

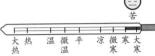

苦

大热　温　微平　凉　微寒　大寒
　热　　温　　　　寒

归　肾经　膀胱经

✢ 清热药·清热燥湿药

✚ **功效**　清热燥湿，泻火解毒，清虚热。

📍 **来源**　为芸香科植物黄檗或黄皮树除去外皮的干燥树皮。

⌛ **用量**　煎服，3～12克。外用适量，煎水或研末敷。

👉 **应用**　**1. 用于除下焦之湿热**

黄柏清热燥湿之力与黄芩、黄连相似，但以除下焦湿热为佳。可治湿热泻痢、湿热黄疸，以及小便短赤热痛、赤白带下、阴部肿痛、足膝肿痛、痿软无力等症。

泻痢：可与黄芩、黄连同用。

黄疸：可与栀子、茵陈同用。

带下阴肿：配白芷、龙胆。

小便淋涩热痛：配知母、生地黄、竹叶、木通。

足膝肿痛、下肢痿软无力：配苍术、牛膝。

2. 用于热毒疮疡、湿疹等症

黄柏燥湿泻火解毒的功效颇好，用治湿热疮疡、湿疹之症，既可内服，又可外用；内服配黄芩、栀子等药同用，外用可配大黄、滑石等研末撒敷。

3. 用于阴虚发热，或梦遗、滑精等症

黄柏除清实热外，还能清虚热，以疗潮热骨蒸、泻肾火。治疗梦遗滑精，常与知母、地黄等同用。

清热药·清热燥湿药

📋 **附方** ①栀子柏皮汤（《伤寒论》）：栀子（劈）10克，甘草（炙）3克，黄柏6克。水煎服，用治伤寒身黄发热。

②易黄汤（《傅青主女科》）：山药（炒）、芡实（炒）各30克，黄柏（盐水炒）6克，车前子（酒炒）3克，白果（碎）12克。水煎服，用治下焦湿热之白浊带下。

★ **注意事项** 脾胃虚寒者忌用。

🛒 **选购** 以皮厚、断面色黄者为佳。

57

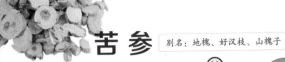

苦参

别名：地槐、好汉枝、山槐子

苦

大热　热　温　微温　平　凉　微寒　寒　大寒

心经　肝经　胃经　归　大肠经　膀胱经

⊕ **功效** 清热燥湿，祛风杀虫，利尿。

🎐 **来源** 为豆科植物苦参的干燥根。

⌛ **用量** 煎服，5～10克；或入丸、散。外用适量，煎水熏洗；或研末敷。

☞ **应用**

1. 用于带下、阴痒等症

苦参清化湿热，并能导湿热渗于下窍，故适用于湿热下痢、黄疸、赤白带下、阴部瘙痒等症，常与黄柏、龙胆等合用。

2. 用于湿疹、疥癣、麻风等症

苦参祛风而化湿，且能杀虫。

周身风痒、疥疮顽癣：常配赤芍、地黄、白鲜皮等。

麻风：常配大风子等同用。

此外，本品又能清热利尿，可用于湿热内蕴、小便不利之症。

★ **注意事项** 脾胃虚寒者忌用，反藜芦。

🛒 **选购** 以条匀、断面黄白、味极苦者为佳。

58

别名：忍冬、金银藤、二色花藤、
鸳鸯藤

金银花

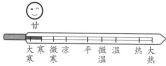

甘

大寒　寒　微凉　平　微温　热　大
　　　　　　　　寒温　　　　　　热

🌺 **清热药·清热解毒药** 🌺

📍 **功效**　清热解毒，疏散风热。

📡 **来源**　为忍冬科植物忍冬的干燥花蕾或带初开的花。

⌛ **用量**　煎服，生药10～30克；炒药10～20克；
炭药10～15克。

↪ **应用**

1. 用于外感风热或温病初起

本品甘寒，既清气分热，又能清血分热，
且在清热之中又有轻微宣散之功，应用时
常配合连翘、牛蒡子、薄荷等同用。

2. 用于疮痈肿毒

金银花清热解毒作用颇强，在外科中为常
用之品，一般用于有红肿热痛的疮痈肿毒，
可与蒲公英、紫花地丁、连翘、牡丹皮、
赤芍等煎汤内服，或单用鲜品捣烂外敷。

📖 **附方**　五味消毒饮（《医宗金鉴》）：金银花、野
菊花、蒲公英、紫花地丁、紫背天葵子各6克。
水一盅，煎八分，加无灰酒半盅，再滚二三
沸时，热服，被盖出汗为度。主治疔疮初起，
发热恶寒，疮形如粟，坚硬根深，状如铁钉。

★ **注意
事项**　脾胃虚寒及气虚疮疡脓清者忌用。

59

连翘

别名：黄花条、连壳、青翘、落翘、黄奇丹

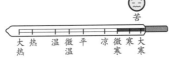

苦

大热 热 温 微温 平 凉 微寒 寒 大寒

肺经 心经

归

小肠经

🌼 **功效** 清热解毒，消肿散结，疏散风热。

💧 **来源** 为木犀科植物连翘的干燥果实。

⌛ **用量** 煎服，6～15克；或入丸、散。外用适量，煎汤洗。

👉 **应用**

1. 用于热病

本品能清热解毒，无论气分热或血分热，都可应用。高热、烦躁、口渴或发斑疹等症系热邪炽盛，入于营血所致，可用连翘配合黄连、赤芍等同用。

2. 用于疮疡肿毒、瘰疬等症

连翘能清热解毒、消肿散结，常与金银花、象贝母、夏枯草等同用。

★ **注意事项** 脾胃虚寒、疮疡因气虚脓清者不宜用。

🛒 **选购** 青翘以色青绿、不开裂者为佳；老翘以色较黄、壳厚、无种子者为佳。

清热药·清热解毒药

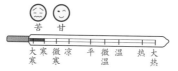

别名：黄花地丁、婆婆丁、华花郎

蒲公英

肝经 归 胃经

苦 甘

大寒　微凉　平　微温　热　大
　寒　　寒　　　温　　　热

⊕ 功效 清热解毒，消肿散结，利尿通淋。

⊙ 来源 为菊科植物蒲公英或同属植物的干燥全草。

⟁ 用量 煎服，9～15克。

↪ 应用 ▌用于乳痈肿痛、疗疮热毒等症

蒲公英对热毒所致的乳痈肿痛、疗疮有良好的效果，可单独煎汁内服，或外敷局部。

乳痈肿痛、疗疮：也可配合其他清热解毒药，如金银花、连翘、紫花地丁、野菊花、赤芍等。

治肺痈：配合清肺祛痰及清热解毒药物，如鲜芦根、冬瓜子、鱼腥草、桃仁、黄连等。

▤ 附方 五味消毒饮（《医宗金鉴》）：见金银花。

★ 注意事项 阳虚外寒、脾胃虚弱者忌用。

🛒 选购 以叶多、色灰绿、根完整、无杂质者为佳。

清热药·清热解毒药

紫花地丁

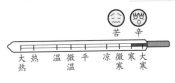

别名：野堇菜、光瓣堇菜、光萼堇菜

苦 辛

大热 热 温 微温 平 凉 微寒 寒 大寒

心经 归 肝经

清热药·清热解毒药

✚ **功效** 清热解毒，凉血消肿。

📡 **来源** 为堇菜科植物紫花地丁的干燥全草。

⏳ **用量** 煎服，15～25 克，大剂量可用至 30 克。外敷适量。

🔖 **应用** **用于疔疮热毒、痈肿发背等症**

紫花地丁多用于热毒壅盛之时，内服多配合金银花、连翘、野菊花等同用；外用可取新鲜紫花地丁草捣烂，外敷疮痛局部。

📋 **附方** 紫花地丁散（《证治准绳》）：紫花地丁、当归、大黄、赤芍、金银花、黄芪各 15 克，甘草节 6 克。上药捣碎，混匀。每次 30 克，用水 150 毫升，酒 75 毫升，煎至 200 毫升，去滓，早晚 2 次服。治诸恶毒疮、肿痛。

★ **注意事项** 阴疽漫肿无头及脾胃虚寒者慎服。

🛒 **选购** 以色绿、叶整、茎叶及蒴果皆生茸毛、干燥者为佳。

别名：菘蓝、山蓝、大蓝根、马蓝根

板蓝根

心经 归 胃经

苦

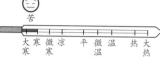

大寒　微寒　凉　平　微温　热　大热

🌱 **功效**　清热解毒，凉血利咽。

📍 **来源**　为十字花科植物菘蓝的干燥根。

⚖ **用量**　煎服，10～15克。

↪ **应用**　**用于大头瘟毒、热毒斑疹等症**

本品清热解毒、凉血利咽，临床上常用于大头瘟毒、热毒斑疹、咽喉肿痛等症，其功与大青叶相似；近年来临床上又用其治疗传染性肝炎。

📋 **附方**　普济消毒饮（《东垣试效方》）：黄芩（酒炒）、黄连（酒炒）各15克，陈皮（去白）、甘草（生用）、玄参、柴胡、桔梗各6克，连翘、板蓝根、马勃、牛蒡子、薄荷各3克，僵蚕、升麻各2克。上药碾碎为末，汤调，时时服之，或蜜拌为丸，嚼化❶。治大头天行，初觉憎寒体重，次传头面肿盛，目不能开，上喘，咽喉不利，口渴舌燥。

★ **注意事项**　脾胃虚寒者忌用。

🛒 **选购**　以根平直粗壮、坚实、粉性大者为佳。

❶嚼化，中药学术语，服药法之一，即将药物含在口内溶化的服药方法。多用于丸剂和锭剂。

清热药·清热解毒药

鱼腥草

别名：狗心草、折耳根、狗点耳

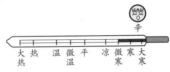

辛

大热　热　温　微温　平　凉　微寒　寒　大寒

肺经

归

🌡 **功效** 清热解毒，消痈排脓，利尿通淋。

🔑 **来源** 为三白草科植物蕺菜的新鲜全草或干燥地上部分。

⏳ **用量** 煎服，15～25克，不宜久煎；或鲜品捣汁，用量加倍。外用适量，捣敷或煎汤熏洗。

👉 **应用** 用于肺痈、百日咳

鱼腥草清热解毒的作用颇佳。

治肺痈胸痛、咳吐脓血：常配桔梗、鲜芦根、瓜蒌皮、冬瓜子、生薏苡仁、桃仁、象贝母等。

百日咳：常配百部、鹅不食草、麦冬、蜂蜜等。

★ **注意事项** 虚寒证及阴性外疡者忌服。

🛒 **选购** 以叶多、色绿、有花穗、鱼腥气浓者为佳。

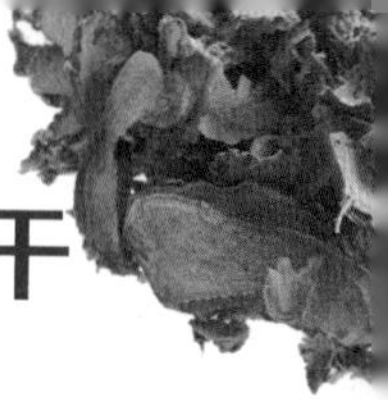

别名：乌扇、乌蒲、黄远、乌萐、夜干

射干

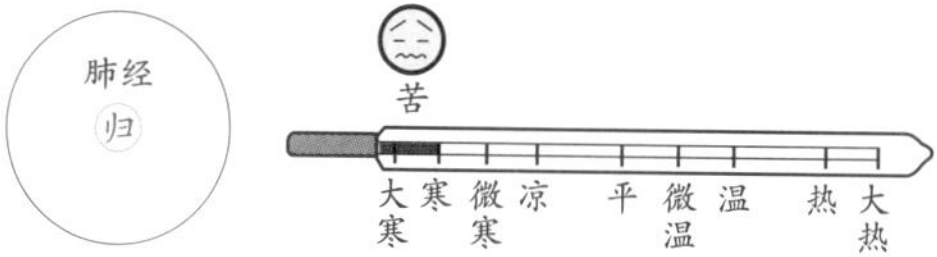
肺经
归
苦
大寒
寒
微寒
凉
平
微温
温
热
大热

功效 清热解毒，利咽喉，消痰涎。

来源 为鸢尾科植物射干的干燥根茎。

用量 煎服，5 ～ 15 克。

应用

1. 用于感受风热，或痰热壅盛所致的咽喉肿痛等症

射干为治咽喉肿痛常用的药品，能清热毒、消肿痛，常与牛蒡子、桔梗、甘草等配合应用。

2. 用于痰涎壅盛、咳嗽气喘等症

射干清肺热而消痰涎，用治咳嗽痰喘，常与麻黄、紫菀、款冬花等配合应用。

注意事项 孕妇忌用或慎用。

选购 以肥壮、无须根、质坚重、内色黄者为佳。

白头翁

别名：奈何草、粉乳草、白头草、老姑草

苦

大热　温　微温　平　凉　微寒　大寒

胃经　归　大肠经

🌱 **功效**　清热解毒，凉血止痢。

📡 **来源**　为毛茛科植物白头翁的干燥根。

⏳ **用量**　煎服，9～15克。

↪ **应用**　**用于湿热或热毒引起的痢疾**

> 白头翁为治痢要药，因它既有清热解毒的功效，又能入于血分而凉血，故临床主要用于热毒痢、痢下赤白，或有高热的证候，常配合黄连、黄柏、秦皮等同用。

★ **注意事项**　虚寒泻痢者忌服。

🛒 **选购**　以条粗长、质坚实者为佳。

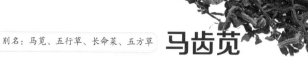

别名：马苋、五行草、长命菜、五方草

马齿苋

肝经 归 大肠经

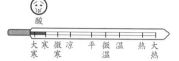

酸

大寒 微 凉 平 微 温 热 大
　寒 寒　　温　　　热

功效 清热解毒，凉血止痢，止血。

来源 为马齿苋科植物马齿苋的干燥全草。

用量 煎服，15～25克。外用适量。

应用

1. 用于湿热或热毒引起的痢疾

马齿苋为治痢疾要药，可单用本品煎服，也可配合辣蓼等药同用。

2. 用于热毒疮疡

马齿苋能清热解毒而消痈肿，可用于热毒疮疡，单味煎汤内服，同时用鲜草洗净，捣烂外敷。

注意事项 脾胃虚弱者忌服。

选购 以肥厚多汁、无毛者为佳。

鸦胆子

别名：老鸦胆、鸦胆、苦榛子、
苦参子、鸦蛋子、鸭蛋子

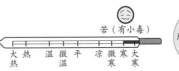

苦（有小毒）

大热　温　微　平　凉　微　寒　大
热　　　温　　　　寒　　寒

归 肝经 大肠经

⚕ 功效 止痢，抗疟。

📡 来源 为苦木科植物鸦胆子的干燥成熟果实。

⏳ 用量 煎服，0.5～2克。外用适量。

↪ 应用 ▌用于久痢、休息痢

鸦胆子为治休息痢的要药，凡冷积久痢，
乍轻乍重，或愈后复发，大便乍红乍白，
或硬或溏者，均可用本品单独服用。

**★ 注意
事项** 孕妇及小儿慎用。胃肠出血及肝肾病患者应
忌用或慎用。

🛒 选购 以质坚、仁白、油性足者为佳。

白花蛇舌草

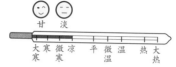

甘　淡

大寒　微凉　平　微温　热
　寒　　凉　　　温　　　大
　　　　　　　　　　　　热

⚕ **功效**　清热解毒，利湿通淋。

📡 **来源**　为茜草科植物白花蛇舌草的干燥全草。

⏳ **用量**　煎服，15～30克（大剂量60克）；或绞汁。
　　　　外用适量，捣敷。

↩ **应用**　**用于阑尾炎、疮疖肿毒等症**

本品清热解毒、消痈散结的效果好。
阑尾炎：配红藤、败酱草等。
疮疖肿毒：配金银花、连翘等。

★ **注意
事项**　阴疽及脾胃虚寒者忌用。

🏆 **选购**　以全体扭缠成团状、灰绿色至灰棕色者为佳。

生地黄

别名：生地、地黄、地髓、原生地、干生地

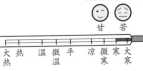

甘　苦

大热　温　微温　平　凉　微寒　大寒

归　心经　肝经　肾经

功效 清热凉血，养阴生津。

来源 为玄参科植物地黄的新鲜或干燥块根。

用量 煎服，10 ~ 15 克。鲜品用量加倍，或以鲜品捣汁入药。

应用

用于温热病热入营血的证候

生地黄泻火而凉血，气清质润，能清营血之邪热，并具生津作用。营热得清，伤津劫液之象可解；血热得凉，则血不妄行，吐衄可止，斑疹可消。故适用于温热病热入营血的证候，可与牡丹皮、赤芍、玄参等同用。

附方 清营汤（《温病条辨》）：水牛角 30 克，生地黄 15 克，玄参、金银花、麦冬各 9 克，丹参、连翘各 6 克，黄连 5 克，竹叶心 3 克。可治温热病热入营血，高热神昏等症。

★注意事项 脾虚湿滞、腹满便溏者不宜使用。

选购 以肥大、体重、断面乌黑油润者为佳。

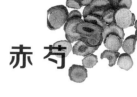

别名：木芍药、草芍药、红芍药

赤芍

肝经
归

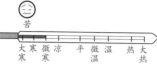

苦

大寒　寒　微寒　凉　平　微温　温　热　大热

🕀 **功效** 清热凉血，活血散瘀，止痛。

📡 **来源** 为毛茛科植物芍药、草芍药及川赤芍的干燥根。

⏳ **用量** 煎服，6～12克。

↪ **应用**

1. 用于温热病

赤芍能凉血散瘀，配鲜生地黄、牡丹皮等，可清热凉血，用于热入营血及血热妄行等证。

2. 用于经闭等气血瘀滞之症

赤芍活血散瘀之功颇佳。

经闭及跌仆损伤：配川芎、当归、桃仁、红花等。

疮痈肿毒：配当归、金银花、甘草等。

📋 **附方** 赤芍散（《太平圣惠方》）：赤芍、海桐皮、当归各60克，附子、川芎、汉防己、草薢（锉）各30克，桂心90克，桃仁15克（麸炒微黄）。上药捣筛为散。用治历节风，骨节疼痛，四肢微重，行立无力。

★ **注意事项** 血寒经闭者不宜用。反藜芦。

🛒 **选购** 以根条粗长、质松者为佳。

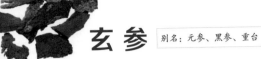

玄参

别名：元参、黑参、重台

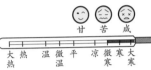

甘 苦 咸

大热 热 温 微温 平 凉 微寒 寒 大寒

肺经　胃经
归
肾经

🌱 **功效** 清热滋阴，泻火解毒，散结。

📡 **来源** 为玄参科植物玄参的干燥根。

⏳ **用量** 煎服，10～15克。

👉 **应用**

1. 用于目赤

目赤而有阴虚火旺的证候，可用本品配合生地黄、石决明、夏枯草、青葙子、密蒙花等同用。

2. 用于咽喉肿痛

咽喉肿痛有外感风热所致者，有阴虚、虚火上炎所致者，这两类咽喉肿痛，玄参皆可治疗。故玄参为喉科常用之品，尤以治虚火上炎者为佳。

外感风热引起的咽喉肿痛：配辛凉解表药，如薄荷、牛蒡子等。

虚火上炎引起的咽喉肿痛：配养阴药，如鲜生地黄、麦冬等。

3. 用于温热病热入营血

玄参能清热凉血，并有养阴生津作用。温邪入于营血，伤阴劫液则口渴舌绛，内陷心包则烦躁神昏。玄参常与鲜生地黄、麦冬、黄连、连翘、金银花、竹叶等用于治疗温热病热入营血、口渴舌绛、烦躁、夜寐不安、神志不清或身发斑疹等症。

4. 用于瘰疬结核

治瘰疬结核，可配贝母、牡蛎等同用。

📋 **附方** 玄参解毒汤（《外科正宗》）：玄参、栀子、甘草、黄芩、桔梗、葛根、生地黄、荆芥各3克，用水400毫升，加淡竹叶20克，煎至320毫升，食后服，日3次。用治咽喉肿痛。

★ **注意事项** 脾胃虚寒、食少便溏者不宜服用。反藜芦。

🛒 **选购** 以条粗壮、质坚实、断面色黑者为佳。

牡丹皮

别名：牡丹根皮、丹皮、丹根

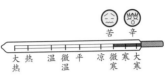

功效 清热凉血，活血化瘀。

来源 为毛茛科植物牡丹的干燥根皮。

用量 煎服，6～12克。

应用

1. 用于温热病、血热妄行以及阴虚发热

牡丹皮清营血之实热，同时还能治阴虚发热。
清血分实热：常配鲜生地黄、赤芍等；
疗虚热：常配生地黄、知母、青蒿、鳖甲等。
血热妄行：常配鲜茅根、侧柏叶、栀子等。

2. 用于经闭、跌仆损伤等症

牡丹皮能活血散瘀，使瘀滞散而气血通畅，
疼痛得解。经闭、跌仆损伤，皆有气血
瘀滞，由于络道瘀阻，常发生疼痛，可与
当归、赤芍、桃仁、红花等同用。

3.用于疮痈肿毒、肠痈等症

本品苦寒，清热凉血之中，善于散瘀消痈。

疮痈：可配清热解毒药，如金银花、连翘、紫花地丁等。

肠痈初起未能成脓者：可配大黄、芒硝、桃仁、冬瓜子等。

肠痈已成脓者：可配红藤、连翘、败酱草等。

📔 **附方** 牡丹皮散（《妇人大全良方》）：牡丹皮、桂心、当归、延胡索、莪术、牛膝、赤芍、荆三棱各30克。用400毫升水，煎出200毫升，分早晚服。可治妇人久虚羸瘦，血气走痊，心腹疼痛，不思饮食。

★ **注意事项** 血虚有寒、月经过多者及孕妇不宜用。

🛒 **选购** 以条粗长、皮厚、粉性足、香气浓、结晶状物多者为佳。

❀ 清热药·清热凉血药 ❀

紫草

別名：硬紫草、大紫草、茈草、
紫丹、地血、鸦衔草

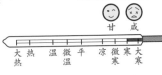

甘 咸

大热 温 微温 平 凉 微寒 大寒

归 心经 肝经

🜍 **功效** 清热凉血，活血解毒，透疹消斑。

🏵 **来源** 为紫草科植物新疆紫草或内蒙紫草的干燥根。

⚖ **用量** 煎服，5～10克。外用适量，熬膏或用植物
油浸泡涂搽。

应用 ┃ 用于麻疹与其他热病发斑疹 ┃

本品性寒，有清热凉血、解毒、透疹之功。

血热毒盛，麻疹、斑疹透发不畅：可配蝉蜕、
牛蒡子、连翘、荆芥等。

血热毒盛，疹出而色紫暗：可配凉血解毒药，
如牡丹皮、赤芍、金银花、连翘等。

此外，使用本品预防麻疹，可减轻麻疹症状
或减少麻疹发病率。

★ **注意
事项** 脾虚便溏者忌服。

🛒 **选购** 以条粗长、肥大、色紫、皮厚、木心小者为佳。

❀ 清热药·清热凉血药 ❀

76

·清虚热药·

别名：草蒿、蒿子

青蒿

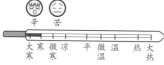

辛　苦

大寒　微凉　平微温　热大
寒　　寒　　温　　　　热

肝经 归 胆经

🏷 **功效**　清热解暑，退虚热。

📡 **来源**　为菊科植物黄花蒿的干燥地上部分。

⌛ **用量**　煎服，6～12克，不宜久煎；或鲜用绞汁服。

➦ **应用**

1. 用于暑热、温热病或疟疾

本品气味芳香，苦寒而不伤脾胃，有清解暑邪、宣化湿热的作用，可用于暑热外感引起的发热、无汗，或温热病之发热、恶寒，以及疟疾等。

外感暑热：常配藿香、佩兰、滑石等。

温热病之寒热往来及疟疾：配黄芩、半夏、竹茹等。

2. 用于阴虚发热、盗汗

本品能退虚热，可用于阴虚发热或原因不明的低热，常与秦艽、鳖甲、地骨皮等同用。

★ **注意事项**　脾胃虚弱、肠滑泄泻者忌服。

🛒 **选购**　以色绿、叶多、香气浓者为佳。

清热药·清虚热药

地骨皮

别名：枸杞皮

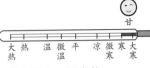

功效 清热凉血，退虚热。

来源 为茄科植物枸杞或宁夏枸杞的干燥根皮。

用量 煎服，9～15克。

应用

1. 用于肺热咳嗽、气喘等症

邪热袭肺，肺失肃降，则上逆而为喘咳；热伤肺络，络损则血溢，夹于痰中，则为痰中有血丝。地骨皮能清肺热，肺热除则肺气清肃，喘咳等症自可减除，常与桑白皮等同用。

2. 用于血热妄行、吐血等症

地骨皮入血分而凉血，故亦可用于吐血、衄血等症，可与白茅根、侧柏叶等配用。

3. 用于阴虚发热等症

地骨皮善于退虚热，对阴虚发热、低热不退等症，尤为适宜，常与青蒿、鳖甲、白薇等药配用。

★注意事项 外感风寒发热及脾虚便溏者不宜用。

选购 以筒粗、肉厚、整齐、无木心及碎片者为佳。

第三节 泻下药 ·攻下药·

别名：朴硝、皮硝、毛硝、马牙硝、土硝、盆硝

芒硝

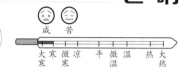

咸 苦

胃经 归 大肠经

大寒 微寒 凉 平 微温 温 热 大热

🜨 **功效** 泻下攻积，润燥软坚，清热消肿。

📡 **来源** 为硫酸盐类矿物芒硝族芒硝，经加工精制而成的结晶体。

⧖ **用量** 10～15克，一般不入煎剂，待汤剂煎得后，溶入汤液中服用。外用适量。

➥ **应用**

1. 用于积滞便秘

本品能泻下攻积，且性寒能清热，味咸能润燥软坚，对实热积滞、大便燥结尤为适宜，常与大黄相须为用。

2. 用于咽痛、口疮、目赤等症

本品具有清热消肿的作用。

咽喉肿痛、口舌生疮：可配硼砂、冰片、朱砂。

目赤肿痛：可用芒硝置豆腐上化水或用玄明粉配制眼药水，外用滴眼。

肠痈初起：可配大黄、大蒜，捣烂外敷。

痔疾肿痛：可单用本品外洗。

乳痈初起：可外用芒硝。

★ **注意事项** 孕妇及哺乳期妇女忌用或慎用；不宜与硫黄、三棱同用。

大　黄

别名：将军、黄良、蜀大黄、锦纹、生军、川军

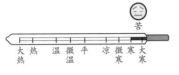

苦

大热　热　温　微温　平　凉　微寒　寒　大寒

脾经　肝经
胃经　归　大肠经
心包经

❀
泻下药·攻下药
❀

功效　泻下攻积，清热泻火，凉血解毒，逐瘀通经。

来源　为蓼科植物掌叶大黄、唐古特大黄或药用大黄的干燥根及根茎。

用量　煎服，5～15克。外用适量，研末敷于患处。

应用

1. 用于积滞便秘等症

本品有较强的泻下作用，又因其苦寒沉降，善能泻热。

增强泻下攻积之力：配芒硝、厚朴、枳实，为急下之剂。

缓和泻下之力：轻量大黄，配麻仁、杏仁。

攻补兼施，标本并顾：可与人参、当归、麦冬、附子等补益之药同用。

2. 用于血热吐衄、目赤咽肿等症

本品苦降，能使上炎之火下泄，又具清热泻火、凉血止血之功。

火邪上炎所致的目赤、咽喉肿痛、牙龈肿痛：配黄芩、栀子。

吐血、衄血、咯血：配黄芩、黄连。

3. 用于热毒疮疡、烧烫伤等症

本品内服、外用均可，能清热，使热毒下行。

口舌糜烂： 多与枯矾等份为末擦患处。

烧烫伤： 可单用粉，或配地榆粉，用麻油调敷患处。

热毒痈肿疔疮： 配金银花、蒲公英、连翘等。

肠痈腹痛： 配牡丹皮、桃仁、芒硝等。

4. 用于瘀血诸症

本品有较好的活血逐瘀通经作用，其既可下瘀血，又可清瘀热。

妇女产后瘀阻腹痛、恶露不净： 配桃仁、土鳖虫等。

妇女瘀血经闭： 配桃仁、桂枝等。

跌打损伤、瘀血肿痛： 配当归、红花、穿山甲等。

📖 **附方** 大黄牡丹汤（《金匮要略》）：大黄、冬瓜子各 12 克，桃仁 9 克，牡丹皮 3 克，芒硝 9 克。前四味，用水 600 毫升，煮取 200 毫升，去滓；纳芒硝，再煎沸，顿服之。具有泻热破瘀、散结消肿的功效，用于肠痈初起、湿热瘀滞证。

★ **注意事项** 本品苦寒，易伤胃气，脾胃虚弱者慎用；其性沉降，且善活血祛瘀，故妇女妊娠期、月经期、哺乳期应忌用。

🛒 **选购** 以外表黄棕色、锦纹及星点明显、体重、质坚实、有油性、气清香、味苦而不涩、嚼之发黏者为佳。

番泻叶

别名：泻叶、埃及番泻叶、狭那叶、泡竹叶

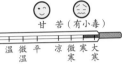

甘 苦（有小毒）

大热　热　温　微温　平　凉　微寒　寒　大寒

大肠经

归

泻下药·攻下药

🜨 **功效**　泻下通便。

📡 **来源**　为豆科植物狭叶番泻或尖叶番泻的干燥小叶。

⧗ **用量**　温开水泡服，1.5～3克；煎服，2～6克，宜后下。

➡ **应用**

1. 用于热结便秘

本品苦寒降泻，既能泻下导滞，又能清导实热，适用于热结便秘，亦可用于习惯性便秘及老年便秘。大多单味泡服。

缓泻：小剂量单味泡服。

攻下：大剂量单味泡服。

热结便秘、腹满胀痛：可配枳实、厚朴攻下。

2. 用于腹水肿胀

本品能泻下行水消胀，用于腹水肿胀。单味泡服，或与牵牛子、大腹皮同用。

★ **注意事项**　妇女哺乳期、月经期及孕妇忌用。

🛒 **选购**　以叶片大、完整、色绿、梗少、无泥沙杂质者为佳。

别名：卢会、讷会、象胆、奴会、劳伟

芦荟

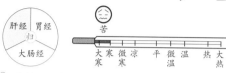

肝经　胃经
归
大肠经

苦

大寒　微凉　平　微温　热　大
　寒　　寒　　　温　　　　热

🌡 **功效**　泻热通便，杀虫，清肝。

🔍 **来源**　为百合科植物库拉索芦荟、好望角芦荟或斑纹芦荟的叶中液汁经浓缩的干燥品。

⚖ **用量**　如丸散服，每次 1～2 克。外用适量。

➡ **应用**

1. 用于热结便秘、习惯性便秘等症

本品泻火通便，能治热结便秘、头晕目赤、烦躁失眠等症，可与茯苓、朱砂等配伍应用。

2. 用于肝经实火、躁狂易怒等症

本品既能凉肝清热，又可泻热通便，故是治疗肝经实火而兼大便秘结的要药。临床用此治疗肝经实火的躁狂易怒、惊悸抽搐等症，常与龙胆草、黄芩、黄柏、黄连、大黄、当归等同用。

3. 用于蛔虫腹痛或小儿疳积等症

本品还能驱虫、杀虫，故对蛔虫腹痛，可与使君子、苦楝皮等配合应用。本品外用，还可治癣疾。

★ **注意事项**　孕妇忌服，脾胃虚弱及食少便溏者禁用。

泻下药·攻下药

83

火麻仁

别名：麻子、麻子仁、大麻子、大麻仁、白麻子、冬麻子

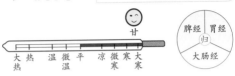

甘

脾经｜胃经｜归｜大肠经

大热　温　微温　平　凉　微寒　寒　大寒

✛ 功效　润肠通便。

🏮 来源　为桑科植物大麻的干燥成熟果实。

⌛ 用量　煎服，10 ～ 15 克，打碎入煎。

➡ 应用

用于肠燥便秘

火麻仁体润多汁，味甘性平，能润燥滑肠，兼有滋养补虚作用，临床上常用于体质较为虚弱、津血枯少的肠燥便秘，可配合柏子仁、瓜蒌仁、郁李仁等同用。

★ 注意事项　大量食用火麻仁会导致中毒。如食炒火麻仁60 ～ 120 克，大多在食后 1 ～ 2 小时内发病，中毒症状为恶心呕吐、腹泻、四肢发麻、精神错乱、瞳孔散大等。

🛒 选购　果实呈扁卵圆形，长 3 ～ 5 毫米、宽 3 ～ 4毫米，富油性。气微，味淡，嚼后稍有麻干舌感。以粒大、种仁饱满者为佳。

别名：山梅子、小李仁、郁子、
　　　郁里仁、李仁肉

郁李仁

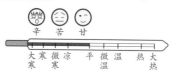

脾经 小肠经 归经 大肠经

辛　苦　甘

大寒　微寒　微凉　平　微温　温　热　大热

⚕ **功效**　润肠通便，利尿消肿。

📡 **来源**　为蔷薇科植物郁李的干燥成熟种子。

⏳ **用量**　煎服，6～12克，打碎入煎。

➥ **应用**

1. 用于肠燥便秘

郁李仁体润滑降，具缓泻之功，善导大肠燥结便秘，常配合火麻仁、瓜蒌仁同用。

2. 用于小便不利、水肿、脚气

郁李仁能利小便而退水肿，对水肿腹满、二便不利者，常配生薏苡仁、冬瓜皮等同用。

★ **注意事项**　孕妇慎用。

🛒 **选购**　郁李仁种子呈卵圆形或球形，长约7毫米，直径约5毫米，种皮淡黄白色至浅棕色，顶端尖，基部钝圆。以粒饱满、完整、色黄白者为佳。

❈
泻
下
药
·
润
下
药
❈

甘遂

别名：主田、重泽、苦泽、白泽、鬼丑、陵泽

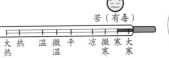

苦（有毒）

大热 热 温 微温 平 凉 微寒 寒 大寒

归 肺经 肾经 大肠经

功效 泻水逐饮❶，消肿散结。

来源 为大戟科植物甘遂的干燥块根。

用量 内服醋制用，以减低毒性，入丸、散服，每次 0.5～1 克。外用适量，生用。

应用

1. 用于水肿腹水等症

本品为峻下之品，具有攻水逐饮之功，故可用于胸水、腹水、面浮水肿等症；还能逐饮祛痰，故又能用于癫痫。

胸水、腹水、面浮水肿：常配牵牛子、大戟、芫花等。

逐饮祛痰：可配朱砂。

2. 用于湿热肿毒

本品研末水调外敷，能消肿破结，故可用于因湿热壅滞而结成的肿毒，但主要用于初起之时，并须配合清热解毒药内服。

★注意事项 虚弱者及孕妇忌用，不宜与甘草同用。

选购 以肥大饱满、类白色、粉性足者为佳。

❶泻水逐饮，指药物泻下作用峻猛，服用后能引起剧烈腹泻，使体内不正常聚集停留的水液随大便排出。

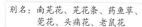

别名：南芫花、芫花条、药鱼草、
　　　莞花、头痛花、老鼠花

芫花

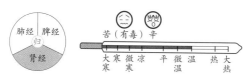

肺经　脾经
归
肾经

苦（有毒）辛

大寒　寒　微寒　微凉　平　微温　温　热　大热

🌱 **功效**　泻水逐饮，祛痰止咳，杀虫疗疮。

📡 **来源**　为瑞香科植物芫花的干燥花蕾。

⏳ **用量**　内服醋制用，以降低毒性。煎服，1.5～3克；
　　　　入丸、散服，每次0.6克。外用适量。

👉 **应用**

1. 用于水肿腹水、胸胁停饮等症

芫花泻水逐饮，与大戟、甘遂相似，故在临床上用治水肿腹水、胸胁停饮等症，三药往往配合应用。

2. 用于杀虫、疗癣

虫积腹痛：醋炒芫花，配雄黄，研末内服。
头癣：研末，用猪油拌和，外涂。

★ **注意
事项**　虚弱者及孕妇忌用。不宜与甘草同用。

🛒 **选购**　以花完整、色淡紫者为佳。

❀
泻
下
药
·
峻
下
逐
水
药
❀

巴豆

别名：双眼龙、大叶双眼龙、江子、猛子树、八百力、芒子

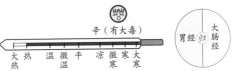

辛（有大毒）

大热　热　温　微温　平　凉　微寒　大寒

归 胃经 大肠经

🌱 **功效** 攻下冷积，逐水退肿，祛痰利咽，外用蚀疮。

📍 **来源** 为大戟科植物巴豆的干燥成熟种子。

⏳ **用量** 入丸、散服，每次 0.1～0.3 克。大多数制成巴豆霜用，以减低毒性。外用适量。

👉 **应用**

1. 用于寒积便秘、水肿腹水等症

巴豆药性猛烈，为温通峻下药，能祛寒积而通便秘，泻积水而消水肿，适用于身体壮实的水肿、腹水，以及寒积便秘等症。
寒积便秘：常配干姜、大黄等。
腹水水肿：可配杏仁等。

2. 用于小儿痰壅咽喉、气急喘促等症

对痰壅咽喉、气急喘促、胸膈胀满、窒息欲死，内服巴豆配胆南星等，有豁痰开咽的功效；如症情危急，也可用巴豆霜少量灌服，促使吐出痰涎而通闭塞。

3. 用于肺痈、痰多腥臭等症

巴豆祛痰作用甚强，用治肺痈，常配合桔梗、贝母等同用。

4. 用于痰迷心窍、癫痫等症

巴豆攻泻劫痰，治癫痫痫狂，常与朱砂、牛黄等药同用，以祛痰而治窍闭。

5. 用于疮疡化脓而未溃破者

巴豆外用有腐蚀作用，故可暂用于疮疡脓热而未溃破者，如验方咬头膏以巴豆配伍乳香、没药、蓖麻子等药，外贴患处，能腐蚀皮肤，促使其溃破。

★ **注意事项** 虚弱者及孕妇忌用。不宜与牵牛子同用。

🛒 **选购** 以粒大、饱满、种仁黄白色者为佳。

第四节 祛风湿药 · 祛风湿散寒药 ·

独活

别名：长生草、独滑

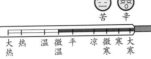

🌿 **功效** 祛除风湿，止痛，解表。

🔑 **来源** 为伞形科植物重齿毛当归的干燥根。

⏳ **用量** 煎服，3～9克。外用适量。

↪ **应用**

1. 用于风湿痹痛

独活辛散苦燥，微温能通，能祛风胜湿、通痹止痛，凡风寒湿痹，关节疼痛，无论新久，均可应用，尤以下部之痹痛、腰膝酸痛、两足痿痹、屈伸不利等症最为适宜，常与桑寄生、秦艽、牛膝等同用。

2. 用于风寒表证兼有湿邪者

独活能发散风寒湿邪而解表，但辛散之力较缓，用于风寒表证兼有湿邪者，常与羌活同用。

📋 **附方** 独活寄生汤（《备急千金要方》）：独活9克，桑寄生、秦艽、防风、当归、生地黄、白芍、川芎、肉桂、茯苓、人参、甘草、杜仲、牛膝各6克，细辛3克。治风寒湿痹，腿足有冷感，腰膝作痛，缓弱无力。

★ **注意事项** 本品性温，易伤阴液，阴虚血燥者慎用。

祛风湿药·祛风湿散寒药

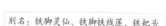

别名：铁脚灵仙、铁脚铁线莲、铁耙头

威灵仙

膀胱经
归

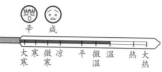

辛　咸

大寒　微凉　平　微温　热　大
寒　　　寒　　　温　　　热

🜚 **功效**　祛风湿，通络止痛，治骨鲠。

📍 **来源**　为毛茛科植物威灵仙、棉团铁线莲或东北铁
线莲的干燥根及根茎。

⌛ **用量**　煎服，6～9克。外用适量。

➡ **应用**

1. 用于风湿痹痛

威灵仙辛散善走，性温通利，能祛除风湿，
有较好的通络止痛作用，是治疗风湿痹痛
的常用药物。用于风湿所致的肢体疼痛及
脚气疼痛等症，常与羌活、独活、牛膝、
秦艽等配伍同用。

2. 用于诸骨鲠喉

本品能治诸骨鲠喉，可单用威灵仙15克，
水煎，或加米醋煎汁，分数次含口中，缓
缓吞咽。

★ **注意
事项**　气血虚弱、表虚无汗、无风寒湿邪者以及孕
妇慎服。

🛒 **选购**　以条匀、皮黑、肉白、坚实者为佳。

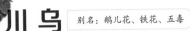

川乌

别名：鹅儿花、铁花、五毒

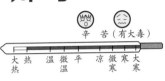

辛 苦 （有大毒）

大热 温 微 平 凉 微 寒 大
热 温 寒 寒

心经 肝经
归
肾经 脾经

祛风湿药·祛风湿散寒药

🕎 **功效** 祛风除湿，温经止痛。

📡 **来源** 为毛茛科植物乌头的干燥母根。

⚖ **用量** 煎服，1.5～3克；宜先煎、久煎。外用适量。

🔖 **应用** | **用于风寒湿痹、心腹冷痛、跌打损伤等症**

本品辛热升散苦燥，善于祛风除湿、温经
散寒，有明显的止痛作用，为治风寒湿痹
之佳品；又因散寒止痛之功显著，可用治
心腹冷痛、寒疝疼痛；还可用于跌打损伤、
麻醉止痛。

寒邪偏盛之风湿痹痛：常配麻黄、赤芍、
甘草等。

阴寒内盛之心腹冷痛：常配赤石脂、干姜、
蜀椒等。

跌打损伤、骨折瘀肿疼痛：多配自然铜、
地龙、乌药等。

★ **注意事项** 孕妇忌用；不宜与贝母类、半夏、白及、白
蔹、天花粉、瓜蒌类同用；酒浸、酒煎服易
致中毒，应慎用。

🛒 **选购** 以身干、个匀、肥满坚实、无空心者为佳。

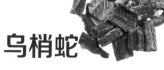

别名：乌蛇、乌风蛇

乌梢蛇

肝经
归

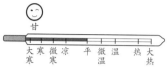

甘

大寒　微凉　平　微温　热　大
寒　　寒　　　温　　　热

功效 祛风，通络，止痉。

来源 为游蛇科动物乌梢蛇除去内脏的干燥体。

用量 煎服，9～12克；研末，每次2～3克；或入丸散、酒浸服。外用适量。

应用 | 用于风湿痹痛、破伤风、疥癣等症

本品有祛风通络、透骨搜风的作用，可治风湿痹痛以及口眼㖞斜、半身不遂等症；又能定惊止痉、祛风攻毒，用治破伤风、疥癣。

风湿痹痛、筋脉拘急：可配豨莶草、独活、威灵仙等。

口眼㖞斜、肌肉麻痹：可配全蝎、当归、羌活、白芷等。

破伤风、小儿惊风抽搐：配白花蛇、蜈蚣等药。

麻风、疥癣：可配白花蛇、雄黄等。

注意事项 血虚生风者慎服。

选购 以头尾齐全、皮黑肉黄、质地坚实者为佳。

雷公藤

别名：黄藤、黄腊藤、菜虫药、红药、水莽草

苦 辛 (有大毒)

大热 热 温 微温 平 凉 微寒 寒 大寒

肝经 归 肾经

✤ 功效 祛风湿，活血通络，消肿止痛，杀虫解毒。

☞ 来源 为卫矛科雷公藤属植物雷公藤的干燥根或根的木质部。

⌛ 用量 煎服，10～25克（带根皮者减量），文火煎1～2小时；研粉，每日1.5～4.5克。外用适量。

↪ 应用

1. 用于风寒湿痹

本品有较强的祛风湿、活血通络之功，为治风湿顽痹的要药，苦寒清热力强，消肿止痛功效显著，尤宜于关节红肿热痛、肿胀难消、晨僵、功能受限，甚至关节变形者。可单用内服或外敷，能改善关节功能，减轻疼痛。

2. 用于皮肤病

本品苦燥，除湿止痒、杀虫攻毒，对多种皮肤病有良效。
麻风病：可单用煎服，或配金银花、黄柏、当归等。
顽癣：可单用，或配防风、荆芥、白蒺藜等祛风止痒药。

★ 注意事项 内脏有器质性病变及白细胞减少者慎服；孕妇忌用。

· 祛风湿清热药 ·

别名：大叶龙胆、大叶秦艽、西秦艽

秦艽

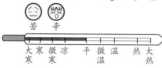

苦　辛

大寒　微凉　平微温　热大
寒　　寒　　　温　　　热

功效　祛风湿，通络止痛，除虚热，清湿热。

来源　为龙胆科植物秦艽、麻花秦艽、粗茎秦艽或小秦艽的干燥根。

用量　煎服，3～9克。

应用

1. 用于风湿痹痛

秦艽能祛风湿、舒筋络，常用于风湿痹痛、关节拘挛、手足不遂等症。本品润而不燥，无论寒湿、湿热、痹证新久，皆可应用。在配伍方面常与防风、羌活、独活、桑枝等同用。此外，本品还常与祛风解表药同用，治疗表证肢体酸痛之症。

2. 用于湿热黄疸、骨蒸潮热

秦艽既能化湿退黄，又能退除虚热。
湿热黄疸：常配茵陈、茯苓、泽泻等。
骨蒸潮热：常配鳖甲、知母、地骨皮等。

附方　大秦艽汤（《活法机要》）：秦艽、生地黄、石膏、羌活、防风、白芷、当归、白芍、独活、川芎各9克，熟地黄、白术、茯苓各12克，黄芩、甘草各6克，细辛3克。治风湿痹痛，手足不仁。

★注意事项　久痛虚羸及溲多、便滑者忌服。

祛风湿药·祛风湿清热药

胃经　肝经
归
胆经

防己

别名：木防己

苦

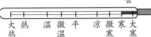

大热 热 温 微温 平 凉 微寒 寒 大寒

膀胱经 归 肺经

祛风湿药·祛风湿清热药

功效 祛风止痛，利水消肿。

来源 为防己科藤本植物粉防己或马兜铃科草本植物广防己的干燥根。

用量 煎服，4.5～9克。

应用 用于风湿痹痛、水肿、脚气等症

本品能祛风湿而止痛，因其性寒，以治湿热痹痛为宜；又因其苦寒泄降，又能利水消肿，用治水肿、脚气。

湿热痹痛：多配薏苡仁、滑石等清热除湿药。

寒湿痹痛：多配肉桂、附子等温经止痛药。

水肿、小便不利：可配椒目、葶苈子、大枣等。

虚证❶：常与黄芪、茯苓、白术等配伍。

★注意事项 本品大苦大寒易伤胃气，胃纳不佳及阴虚体弱者慎服。

选购 以块大、粗细均匀、质重者为佳。

---

❶虚证，中医名词。当外邪亢盛，如果正气已经虚弱，不足以抵抗邪气，就表现为虚证。主要是由于先天不足、后天失养、疾病损耗或大汗、大下、大吐、大出血等原因引起。

别名：桑条、嫩桑枝

桑枝

肝经（归）

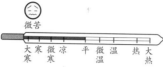微苦

大寒　寒　微寒　凉　平　微温　温　热　大热

🜊 **功效**　祛风湿，利关节。

📍 **来源**　为桑科植物桑的干燥嫩枝。

⚖ **用量**　煎服，9～15克。外用适量。

➤ **应用**　**用于风湿痹痛**

桑枝善于祛风、通利关节，用于风湿痹痛，常与防己、威灵仙、羌活、独活等配合应用；本品善走上肢，尤以治肩背酸痛，经络不利为常用，可单用熬膏服或与祛风湿药配伍使用。

📋 **附方**　桑枝膏（《上海市中药成药制剂规范》）：桑枝浓煎取汁，加砂糖40%制成膏剂，可治风湿疼痛、四肢麻木、筋骨酸痛。

🛒 **选购**　以质嫩、断面黄白色者为佳。

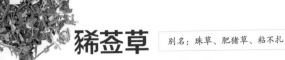

豨莶草

别名：珠草、肥猪草、粘不扎

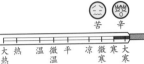

苦　辛

肾经　归　肝经

🌿 **功效** 祛风湿，利关节，解毒。

📡 **来源** 为菊科草本植物豨莶、腺梗豨莶或毛梗豨莶的干燥地上部分。

⏳ **用量** 煎服，9～12克。外用适量。治风湿痹痛、半身不遂宜制用，治风疹湿疮、疮痈宜生用。

↪ **应用** 用于风湿痹痛、脑卒中、疮疡肿痛等症

本品为祛除风湿常用要药，用于风湿痹痛、筋骨不利等症，常与臭梧桐同用。因其性寒味苦，可化湿热，故痹痛偏于湿热的病证尤为适宜；本品酒制蒸熟又能强筋骨、利关节，适用于四肢麻痹、腰膝无力、脑卒中、口眼㖞斜、半身不遂等症。

此外，豨莶草生用还能清热解毒，可用于疮疡肿毒，以及风疹湿疮、皮肤瘙痒等症。内服、外用均可。

🛒 **选购** 以枝嫩叶多、肥壮、干燥、色绿、无杂质者为佳。

祛风湿药·祛风湿清热药

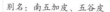

·祛风湿强筋骨药·

别名：南五加皮、五谷皮

五加皮

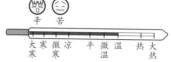

肾经 归 肝经

辛　苦

大寒　微凉　平　微温　热　大
　寒　　寒　　　温　　　　热

🌱 **功效**　祛风湿，补肝肾，强筋骨，利水。

📡 **来源**　为五加科小灌木细柱五加和无梗五加的干燥根皮。

⧗ **用量**　煎服，4.5～9克；或酒浸、入丸散服。

↪ **应用**

1. 用于风湿痹痛、腰膝酸痛等症

本品能祛风湿，又能补肝肾、强筋骨，可用于风湿痹痛、筋骨拘挛等症，以及肝肾不足所致腰膝酸痛、下肢痿弱及小儿行迟等症。

肝肾不足有风湿者：可单用浸酒服，也可配羌活、秦艽、威灵仙等。

肝肾不足所致的下肢痿弱：常配牛膝、木瓜、续断等。

2. 用于水肿、小便不利

本品能利水消肿，治水肿、小便不利，常配合茯苓皮、大腹皮、生姜、地骨皮等药同用。

🛒 **选购**　以粗长、皮厚、气香、无木心者为佳。

桑寄生

别名：广寄生、苦楝寄生、桃树寄生、松寄生、寓木、宛童

苦 甘

大热 热 温 微温 平 凉 微寒 寒 大寒

肾经 归 肝经

功效 祛风湿，补肝肾，强筋骨，安胎。

来源 为桑寄生科小灌木桑寄生的干燥带叶茎枝。

用量 煎服，9～15克。

应用

1. 用于风湿痹痛、腰膝酸软等症

本品既能祛除风湿，又能补肝肾、强筋骨，对风湿痹痛、肝肾不足、腰膝酸痛最为适宜，常与独活、牛膝等配伍应用。

2. 用于肝肾不足、腰膝酸痛等症

本品药性平和，专入肝、肾经，为补益肝肾之要药，故对老人体虚、妇女经多带下而肝肾不足、腰膝疼痛、筋骨无力者有效，常与杜仲、续断等配伍。

3. 用于胎漏下血、胎动不安

本品有养血安胎的功效，用于肝肾亏虚、冲任不固所致胎漏下血、胎动不安，常与续断、菟丝子、阿胶等配伍。

选购 以枝细、质嫩、红褐色、叶多者为佳。

第五节 化湿药

别名：鸡骨香、水香

脾经 胃经
归
肺经

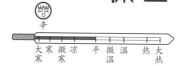

佩兰

辛

大寒 微凉 平 微温 热大
寒 寒 温 热

功效 化湿，解暑。

来源 为菊科植物佩兰的干燥地上部分。

用量 煎服，5～10克，鲜品加倍。

应用

1. 用于湿温病证

本品气味清香，性平不温，为治疗湿温病证的要药。佩兰气味芳香，善于化湿醒脾，功效与藿香相似。此外，还适用于湿热内阻、口中甜腻多涎、口气腐臭之症。

湿阻脾胃证：与藿香相须为用。

湿温病证：配藿香、黄芩、薏苡仁等。

2. 用于暑湿证

佩兰能醒暑化湿，用于症见畏寒、发热、头胀、胸闷、纳呆等的暑湿证，常配合藿香、厚朴、荷叶同用。

★注意事项 阴虚、气虚者忌服。

藿香

别名：广藿香、土藿香、枝香、正香

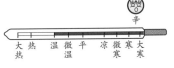

辛

脾经　胃经
归
肺经

大热　温　微平　凉微寒　大寒
热　　温　　　　寒

功效　化湿，止呕，解暑。

来源　为唇形科植物广藿香或藿香的干燥地上部分。

用量　煎服，5～10克，鲜品加倍。

应用

1. 用于湿阻脾胃、脘腹胀满

藿香气味芳香，能醒脾化湿浊之要药。

湿阻中焦、脘闷纳呆：在临床上常与佩兰等同用。

湿温初起：可配薄荷、茵陈、黄芩等。

2. 用于暑湿证

藿香微温，能化湿而不燥热，又善于解暑，为解暑要药。其治暑湿之证，不论偏寒、偏热，都可应用，临床经常与佩兰配伍同用。

3. 用于呕吐、泄泻等症

藿香芳香辟秽，能和中止呕。

感受秽浊、呕吐泄泻：可配紫苏叶、半夏、厚朴、陈皮等。

胃寒呕吐：可配半夏。

湿热者：可配黄连、竹茹。

脾胃虚弱者：可配党参、甘草。

妊娠呕吐：可配砂仁。

4. 用于发热恶寒、胸脘满闷、鼻渊等症

本品既能化湿，又能解表，故适用于外感风寒兼有湿阻中焦的证候，常配伍紫苏、陈皮等同用。

此外，藿香可治鼻渊，常配猪胆汁等同用。

□ **附方** 藿香正气散（《太平惠民和剂局方》）：藿香90克，甘草75克，厚朴、陈皮、桔梗、半夏各60克，大腹皮、白芷、茯苓、紫苏叶各30克。上为散，每服9克，可治外感不正之气，内伤饮食，头痛发热，或霍乱吐泻，或发疟疾。

★ **注意事项** 阴虚血燥者不宜用。

卐 **选购** 以叶多、香气浓者为佳。

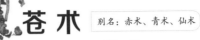

苍术

别名：赤术、青术、仙术

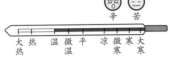

辛　苦

大热　热　温　微温　平　凉　微寒　寒　大寒

脾经　胃经

归

肝经

功效 燥湿健脾，祛风散寒，明目。

来源 为菊科植物茅苍术的干燥根茎。

用量 煎服，5～10克。

应用

1. 用于寒湿较重、湿热之证

苍术温燥而辛烈，主要用于寒湿较重的证候；本品虽属温燥之品，然燥湿力强，又每配合清热之品以治湿热为患之证。

湿阻脾胃：常配厚朴、陈皮等，可治脘腹胀满、食欲不振、倦怠乏力、舌苔白腻厚浊等症。

寒湿白带：可配白芷。

湿热白带：可配知母、苦参。

湿热下注、脚膝肿痛、痿软无力：可配黄柏、牛膝、薏苡仁等。

湿温病证：可配石膏、知母等。

2. 用于风寒表证

本品辛散，兼能散寒解表，适用于感受风寒湿邪之头痛、身痛、无汗等症，常与羌活、细辛、防风等同用。

化湿药

3. 用于风湿痹痛、肢体关节疼痛

本品既能温燥除湿，又能辛散祛风，散除经络、肢体的风湿之邪，对寒湿偏重的痹痛尤为适宜，可配合羌活、独活等。

4. 用于夜盲、眼目昏涩

苍术生用有明目之功，为治夜盲要药，可与猪肝或羊肝、石决明等配伍同用。

5. 用于消毒杀菌

此外，本品气味芳香，又能辟秽，民间每于端午节用苍术与白芷在室内同燃，用以辟疫。经实验，此法确能起到消毒杀菌的作用。

☐ 附方　平胃散（《太平惠民和剂局方》）：苍术、知母、陈皮各 12 克，甘草 6 克。共为细末，每服 4～6 克，用生姜、大枣煎汤送下，治呕吐腹泻、上腹部痞满疼痛。

★ 注意事项　阴虚内热、气虚多汗者忌用。

🏷 选购　以个肥大、坚实、无毛须、气芳香者为佳。

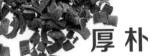

厚朴

别名：川朴、紫油厚朴

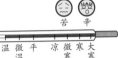

苦　辛

大热　热　温　微温　平　凉　微寒　寒　大寒

脾经　胃经
归
肺经　大肠经

功效 燥湿消痰，下气除满。

来源 为木兰科植物厚朴或凹叶厚朴的干燥干皮、根皮及枝皮。

用量 煎服，3～10克。或入丸、散。

应用

1. 用于消胀除满

厚朴既能温燥寒湿，又能行气宽中，为消胀除满之要药。

湿困脾胃、脘腹胀满：常配苍术、陈皮等。

气滞胸腹胀痛：可配木香、枳壳。

便秘腹胀：可配大黄、枳实。

痰气互结之梅核气：可配紫苏叶、半夏等。

2. 用于痰饮咳喘等症

厚朴能温化痰湿、下气降逆，故可用于痰湿内蕴、胸闷喘咳，常与紫苏子、半夏或麻黄、杏仁等同用。

★注意事项 本品辛苦温燥湿，易耗气伤津，故气虚津亏者忌服，孕妇当慎用。

选购 以皮厚肉细、断面色棕紫、有小亮星、油性大、气香浓厚者为佳。

化湿药

第六节 利水渗湿药 · 利水消肿药 ·

别名：薏仁、苡米、苡仁、土玉米、薏米

薏苡仁

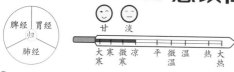

脾经　胃经
归
肺经

甘　淡

大寒　微寒　微凉　平　微温　温　热　大热

- **功效** 利水渗湿，健脾，除痹，清热排脓。

- **来源** 为禾本科植物薏苡的干燥成熟种仁。

- **用量** 煎服，9～30克。清利湿热宜生用，健脾止泻宜炒用。

◆应用

1. 用于湿热内蕴之证

薏苡仁能利水渗湿，作用较为缓弱，然而因其性属微寒，故可用于湿热内蕴之证；本品又具健脾之功，可用治脾虚水肿、脚气肿痛。

小便短赤：可配滑石、通草等。

湿温病邪在气分，湿邪偏胜者：可配杏仁、豆蔻仁、竹叶、木通等。

脾虚水肿、脚气肿痛：可配伍茯苓、白术、木瓜、吴茱萸等。

2. 用于泄泻、带下

本品既能健脾，又能渗湿，故适用于脾虚有湿之泄泻、带下，可与白术、茯苓等配伍。

★注意事项 津液不足者宜慎用。

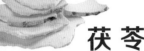

茯苓

别名：云苓、松苓、茯灵、茯菟

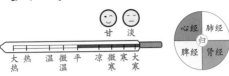

甘 淡

大热 温 微温 平 凉 微寒 大寒

归 心经 肺经 脾经 肾经

🌱 **功效** 利水渗湿，健脾，宁心。

📡 **来源** 为多孔菌科真菌茯苓菌核的白色部分。

⏳ **用量** 煎服，9～15克。

➡ **应用**

1. 用于小便不利、水肿

茯苓能利水渗湿，且药性平和，利水而不伤正气，为利水渗湿之要药。凡小便不利、水湿停滞的证候，不论偏于寒湿，或偏于湿热，或属于脾虚湿聚，均可配合应用。

偏于寒湿者：可配桂枝、白术等。

偏于湿热者：可配猪苓、泽泻等。

脾气虚者：可配党参、黄芪、白术等。

虚寒者：可配附子、白术等。

2. 用于心悸、失眠等症

茯苓能养心安神，故可用于心神不安、心悸、失眠等症，常与人参、远志、酸枣仁等配伍。

3. 用于脾虚泄泻、带下

茯苓既能健脾，又能渗湿，对于脾虚运化失常所致泄泻、带下，应用茯苓有标本兼顾之效，常与党参、白术、山药等配伍。又可用于补肺脾，为治气虚之辅药。

4. 用于痰饮咳嗽、痰湿入络之肩背酸痛

茯苓既能利水渗湿，又具健脾作用，对于脾虚不能运化水湿，停聚化生痰饮之证具有治疗作用。

痰饮咳嗽：可配半夏、陈皮，也可配桂枝、白术。

痰湿入络之肩酸背痛：可配半夏、枳壳。

📋 **附方** 苓桂术甘汤（《金匮要略》）：茯苓 12 克，桂枝 9 克，白术、炙甘草各 6 克。水煎服，治痰饮停聚之头眩、心悸、咳嗽。

★ **注意事项** 虚寒精滑者忌服。

🛒 **选购** 以体重坚实、外皮色棕褐、皮纹细、无裂隙、断面白色细腻、粘牙力强者为佳。

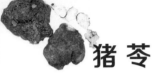

猪苓

别名：豕苓、野猪粪、地乌桃、猪茯苓、猪灵芝、豭猪矢

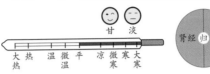

甘　淡

大热　热　温　微温　平　凉　微寒　大寒

肾经　归　膀胱经

🌱 **功效**　利水渗湿。

📖 **来源**　为多孔菌科真菌猪苓的干燥菌核。

⏳ **用量**　煎服，6～12克。

➡️ **应用**

用于小便不利、水肿、泄泻、淋浊、带下等症

本品甘淡渗泄，利尿作用较为显著，有分利水湿的功效，凡湿注带下、湿浊淋病、湿热泄泻等症，都可配合其他利水渗湿药或清热燥湿药同用。

小便不利、水肿：可配茯苓、泽泻等。

阴虚者：配阿胶、滑石等。

⭐ **注意事项**　无水湿者忌服。

🛒 **选购**　以外皮乌黑光泽、体重、坚实、断面洁白或黄色者为佳。

·利尿通淋药·

别名：液石、脱石、冷石、番石、共石

滑石

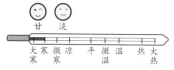

甘　淡

大寒　微凉　平　微温　热　大
寒　　　　　温　　　　热

肺经　胃经
　归
膀胱经

功效 利尿通淋，清解暑热，收湿敛疮。

来源 为硅酸盐类矿物滑石族滑石的矿石。

用量 煎服，10 ～ 20 克。宜包煎。外用适量。

应用 **用于小便不利、暑热烦渴、湿疹等症**

滑石性寒滑利，寒能清热，滑能利窍，为清热利水通淋常用之品；又因其能清暑、渗湿泄热，还可用治暑热烦渴、湿热胸闷、湿疹、痱子等症。

小便淋沥涩痛：可配车前子、木通等。

湿热水泻：可配茯苓、薏苡仁、车前子等。

暑热证：可配生甘草、鲜藿香、鲜佩兰等。

治湿温胸闷、小便短赤：可配生薏苡仁、通草、竹叶等。

湿疹、痱子：可配石膏、炉甘石、枯矾等。

★注意事项 脾虚、热病伤津者及孕妇忌用。

选购 以整洁、色白、滑润、无杂石者为佳。

车前子

别名：牛么草子、车轱辘草子、车前仁、牛舌菜

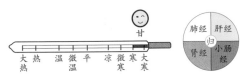

甘

肺经　肝经

归

肾经　小肠经

大热　热　温　微温　平　凉　微寒　寒　大寒

🌸 **功效**　利尿通淋，渗湿止泻，明目，祛痰。

📡 **来源**　为车前科植物车前或平车前的干燥成熟种子。

⏳ **用量**　煎服，9～15克。宜包煎。

➡ **应用**

1. 用于小便不利、淋沥涩痛、水肿等症

车前子甘寒清热，质沉下行，性专降泄，具有良好的通利小便、渗湿泄热功效。对于水肿、小便不利等症，具有显著功效，为临床所常用，主要用于实证。

湿热下注、小便淋沥涩痛：常配木通、滑石等。

肾虚水肿：可配熟地黄、肉桂、附子、牛膝等。

2. 用于湿热泄泻

车前子能渗利水湿，分清泌浊而止泻，利小便而实大便，临床上以治湿热泄泻为宜，病情轻者，可以单味使用，较重者可配茯苓、猪苓、泽泻、薏苡仁等同用。

3. 用于目赤肿痛或眼目昏花

车前子能清肝热而明头目，不论虚实，都可使用。

肝火上炎所致的目赤肿痛：可配菊花、决明子、青葙子等。

肝肾不足所致的眼目昏花、迎风流泪：可配熟地黄、菟丝子等。

4. 用于咳嗽痰多

本品有祛痰止咳之功，适合用于肺热咳嗽，可与杏仁、桔梗、紫苏子等化痰止咳药同用。

📖 **附方** 八正散（《太平惠民和剂局方》）：木通、车前子、栀子、滑石、瞿麦、萹蓄、大黄、炙甘草各等份，研末为散，每服 6～10 克，可治湿热下注、热淋、小便不利、淋沥涩痛。

★ **注意事项** 肾虚精滑者慎用。

🛒 **选购** 以粒大、色黑、饱满者为佳。

通 草

別名：寇脱、离南、活蒄、倚商、通脱木、葱草、白通草

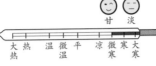

甘　淡

大热　温　微　平　凉　微　寒　大
热　　　温　　　　寒　　寒

肺经　归　胃经

❊ 利水渗湿药·利尿通淋药 ❊

☩ **功效**　清热利水，通气下乳。

🏹 **来源**　为五加科灌木通脱木的干燥茎髓。

⚖ **用量**　煎服，6 ～ 12 克。

➥ **应用**

1. 用于小便短赤、湿温病症

通草淡渗利水，性寒清热，能清热利水渗湿。
湿热内蕴，小便短赤或淋沥涩痛：配木通、滑石等。
湿温病证：可配薏苡仁、豆蔻仁，或竹叶等。

2. 用于乳汁稀少

本品通乳汁的功效与木通相似，为治乳汁不通或乳汁稀少常用之品，可与猪蹄、穿山甲、川芎、甘草等煎汤服。

★ **注意事项**　孕妇慎用。

🛒 **选购**　以色白、有弹性者为佳。

别名：野麦、石柱花、十样景花、巨麦

瞿麦

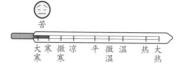

苦

大寒　微凉　平　微温　热　大
　寒　　凉　　　温　　　热

🌱 **功效** 利尿通淋，活血通经。

📍 **来源** 为石竹科植物瞿麦或石竹的干燥地上部分。

⏳ **用量** 煎服，9～15克。

↪ **应用** 　**用于小便短赤、经闭等症**

本品味苦性寒，为沉降疏泄之品，利小便而导热下行，故可用于小便淋沥涩痛等症，常与滑石、车前子、萹蓄等同用。

此外，本品尚有活血通经的作用，可用于瘀滞经闭。

★ **注意事项** 孕妇忌服。

🛒 **选购** 以青绿色、干燥、无杂草、无根及花未开放者为佳。

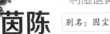

·利湿退黄药·

茵陈

别名：因尘

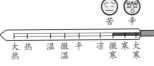

苦　辛

脾经　胃经

归

肝经　胆经

功效 利湿退黄，解毒疗疮。

来源 为菊科植物滨蒿或茵陈蒿的干燥地上部分。

用量 煎服，6～15克。外用适量，煎汤熏洗。

应用 用于湿热黄疸

茵陈苦泄下降，功专清利湿热，为治黄疸之要药，主要用于湿热熏蒸而发生黄疸的病证。本品退黄疸之效甚佳，故除用于湿热黄疸之外，也可应用于因受寒湿或素体阳虚发生的阴黄病证。

湿热黄疸：可单用一味，大剂量煎汤内服；亦可配大黄、栀子等。

小便不利显著者：可配泽泻、猪苓等。

阴黄病证：可配合温中祛寒药，如附子、干姜等，除阴寒、退黄疸。

附方 茵陈蒿汤（《伤寒论》）：茵陈18克，栀子12克，大黄（去皮）6克。水煎服。具有清热、利湿、退黄功效，用于湿热黄疸。

★注意事项 蓄血发黄者及血虚萎黄者慎用。

选购 以质嫩、绵软、灰绿色、香气浓者为佳。

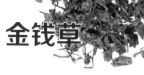

别名: 落地金钱、钱芊金、连钱草

金钱草

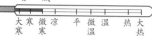

大寒 微寒 凉 平 微温 温 热 大热

🌱 **功效** 利湿退黄,利尿通淋,解毒消肿。

📍 **来源** 为报春花科植物过路黄的干燥全草。

⏳ **用量** 煎服,15~60克,鲜品加倍。外用适量。

↪ **应用**

1. 用于热淋、石淋

金钱草能利尿,通淋排石,性寒清热,为清热利尿通淋之要药,常用于热淋,尤善治疗石淋病证,可单味浓煎代茶饮服,或与海金沙、鸡内金等同用。

2. 用于湿热黄胆、胆石症

本品能清热利湿,利疸退黄,用于湿热黄疸,可与茵陈、栀子同用。现代治疗胆石症常与茵陈、黄芩、木香等同用。

3. 用于痈肿疔疮、蛇虫咬伤、烫伤等症

本品能清热解毒而消肿止痛,用于痈肿疔疮、蛇虫咬伤及烫伤等症,可用鲜金钱草捣汁饮服,以渣外敷局部。

⭐ **注意事项** 凡阴疸诸毒、脾虚泄泻者,忌捣汁生服。

🛒 **选购** 以叶大、色绿者为佳。

虎杖

别名：花斑竹、酸筒杆、酸汤梗、斑杖根、黄地榆

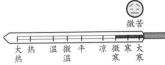

微苦

大热 热 温 微温 平 凉 微寒 寒 大寒

肝经 | 胆经
归
肺经

功效 利湿退黄，清热解毒，散瘀止痛，化痰止咳。

来源 为蓼科植物虎杖的干燥根茎和根。

用量 煎服，9～15克。外用适量。

应用

1. 用于湿热黄疸、淋浊、带下

本品苦寒，有清热利湿之功。

湿热黄疸：可单品煎服，亦可与茵陈、黄柏、栀子配伍，效力更佳。

湿热蕴结，小便涩痛、淋浊带下：单用即效。

2. 用于水火烫伤、痈肿疮毒、毒蛇咬伤

本品入血分，有凉血、清热解毒的作用。

水火烫伤至肤腠灼痛或溃后流黄水：单用研末，香油调敷，亦可与地榆、冰片共研末，调油敷患处。

湿毒蕴结肌肤所致痈肿疮毒：以虎杖根烧灰贴，或煎汤洗患处。

毒蛇咬伤：可取鲜品捣烂敷患处，亦可煎汤内服。

3. 用于经闭、癥瘕、跌打损伤

本品有活血散瘀止痛之功。

经闭、痛经：常配桃仁、延胡索、红花等；

癥瘕：配土瓜根、牛膝。

跌打损伤疼痛：可配当归、乳香、没药、三七等。

4. 用于肺热咳嗽

本品既能苦降泻热，又能化痰止咳，治肺热咳嗽，可单味煎服，也可与贝母、枇杷叶、杏仁同用。

📖 **附方** ①虎杖散（《圣济总录》）：虎杖 60 克，赤芍 30 克。上二味，捣为散。每服 6 克，温酒调下，不拘时候，治伤折、血瘀不散。
②《备急肘后方》记载用虎杖根锉，煮汁渍之，可治时疫流毒攻手足，肿痛欲断。

★ **注意事项** 孕妇忌服。

🛒 **选购** 以根条粗壮、内心不枯朽者为佳。

第七节 温里药

附子

别名：附片、盐附子、黑顺片

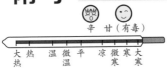

辛 甘（有毒）

大热　温　微温　平　凉　微寒　大寒

归　心经　脾经　肾经

功效 回阳救逆，补火助阳，散寒止痛。

来源 为毛茛科植物乌头的肥大块根。

用量 煎服，3～15克；本品有毒，宜先煎0.5～1小时，至口尝无麻辣感为度。

应用 ▶ **用于亡阳厥逆、肾阳不足、脾阳不振**

附子辛烈而热，主要用于冷汗自出、四肢厥逆、脉微弱等症；又因其能峻补元阳，益火之源，凡肾阳不足、命门火衰微、畏寒肢冷、阳痿、尿频之症及脾阳不振，皆可应用。

冷汗淋漓、亡阳厥逆：可用附子、人参，配龙骨、牡蛎等固涩敛汗药。

大出血后手足厥冷、汗出脉微：可用人参、附子、龙骨、牡蛎，配麦冬、五味子等，以回阳救阴。

肾阳不足：多配肉桂、熟地黄、菟丝子、山茱萸等。

脾阳不振：配益气温脾药，如党参、白术、干姜、炙甘草等。

★ **注意事项** 孕妇及阴虚阳亢者忌用。反半夏、瓜蒌、贝母、白蔹、白及。若内服过量，或炮制、煎煮方法不当，可引起中毒。

温里药

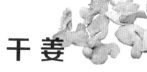

别名：白姜、均姜、干生姜

干姜

脾经　胃经
肾经　归　心经
肺经

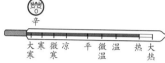

辛

大寒　微凉　平微温　热大
　寒寒　　温　　热

🜊 **功效**　温中散寒，回阳通脉，温肺化饮。

🜊 **来源**　为姜科植物姜的干燥根茎。

⊠ **用量**　煎服，3～10克。

应用

1. 用于温脾胃除里寒

本品善温脾胃之阳而除里寒，用于脾胃虚寒之呕吐泄泻、脘腹冷痛、阴寒内盛之四肢厥冷、脉微弱等症，常与党参、白术、炙甘草等伍。如辅助附子，可增强回阳救逆之功，以治阴寒内盛、四肢厥冷等症。

2. 用于肺寒咳嗽、痰稀而多、形如白沫

本品温燥辛散，不仅能温肺以散寒，又能燥湿以化痰，故可用于寒咳多痰之症，常与细辛、五味子、茯苓、炙甘草等同用。

★ **注意事项**　本品辛热燥烈，阴虚内热、血热妄行者忌用。

🛒 **选购**　以质坚实、外皮灰黄色、内灰白色、断面粉性足、少筋脉者为佳。

肉桂

别名：中国肉桂、玉桂、牡桂、菌桂

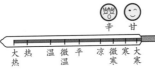

辛 甘

大热 热 温 微温 平 凉 微寒 寒 大寒

肾经 脾经
归
心经 肝经

🌱 **功效** 补火助阳，散寒止痛，温经通脉，引火归元。

📍 **来源** 为樟科植物肉桂的干燥树皮。

⏳ **用量** 煎服，1～4.5克，宜后下或焗服；研末冲服，每次1～2克。

↪ **应用**

1. 用于脘腹冷痛、寒痹腰痛、经行腹痛

肉桂能温中散寒而止痛，故遇虚寒性脘腹疼痛，单用一味，亦有相当功效。

虚寒甚者：可与其他温中散寒药，如附子、干姜、丁香、吴茱萸等同用。

寒痹腰痛：可与独活、桑寄生、杜仲、续断、狗脊等同用。

治妇人冲任虚寒、经行腹痛：可与当归、川芎、白芍、艾叶等配伍。

2. 用于肾阳不足、脾阳不振

本品为大热之品，有益火消阴、温补肾阳的作用。

命门火衰之畏寒肢冷、阳痿： 常配温补肝肾药，如熟地黄、枸杞子、山茱萸等。

脾肾阳虚所致的腹泻： 可配山药、白术、补骨脂、益智仁等。

3. 用于久病体弱、气衰血少，阴疽色白自陷

本品能振奋脾阳，又能通利血脉，配补气、补血药，有鼓舞气血生长之功。

久病体弱、气衰血少： 用少量肉桂配入补气、补血药如党参、白术、当归、熟地黄等品之中。

治阴疽色白自陷： 可配炮姜、熟地黄、鹿角胶、麻黄、白芥子、生甘草等。

★ **注意事项** 阴虚火旺、里有实热、血热妄行出血者及孕妇忌用。畏赤石脂。

🛒 **选购** 以外表细致、皮厚体重、不破碎、油性大、香气浓、甜味浓而微辛、嚼之渣少者为佳。

吴茱萸

别名：吴萸、茶辣、漆辣子

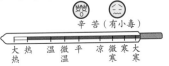

辛 苦（有小毒）

大热 热 温 微温 平 凉 微寒 寒 大寒

胃经 肝经
归
肾经 脾经

温里药

功效 温中止痛，降逆止呕，助阳止泻。

来源 为芸香科植物吴茱萸的干燥近成熟果实。

用量 煎服，1.5～4.5克。外用适量。

应用 　用于行气止痛

本品温散开郁、疏肝暖脾，善解足厥阴肝经之郁滞，祛寒、止痛之功甚佳，用治脘腹冷痛、疝痛、脚气疼痛以及经行腹痛等症；还可用于降逆止呕。

胃腹冷痛：可配淡干姜或广木香。

寒疝之少腹痛：配台乌药、小茴香、川楝子。

脚气疼痛：配舒肝活络的木瓜。

妇女少腹冷痛、经行后期：常配桂枝、当归、川芎等。

脾肾虚寒、腹痛泄泻：可配补骨脂、肉豆蔻、五味子等。

肝胃不和之呕吐涎沫：配生姜、黄连等。

附方 吴茱萸汤（《伤寒论》）：生姜18克，吴茱萸、人参各9克，大枣4枚，治呕而腹满，或呕吐涎沫，头痛脘痛，吞酸嘈杂，舌不红，无热象者。

★注意事项 本品辛热燥烈，易耗气动火，故不宜多用久服。阴虚有热者忌用。

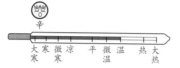

别名：谷茴香、谷茴、怀香

小茴香

胃经　肝经
　　归
肾经　脾经

辛

大寒　微凉　平　微温　热大
　寒　　寒　　　温　　　热

🌱 **功效**　散寒止痛，调中和胃。

💧 **来源**　为伞形科植物茴香的干燥成熟果实。

⚗ **用量**　煎服，3～6克。外用适量。

💬 **应用**　**用于寒疝腹痛、睾丸偏坠、脘腹冷痛等症**

本品能散寒理气止痛，为治疗寒疝腹痛、睾
丸偏坠的常用药；又能温中散寒止痛，治脘
腹冷痛。

寒疝腹痛、睾丸偏坠：可配橘核、荔枝核等。

脘腹冷痛：可配吴茱萸等药同用。

此外，小茴香有调中醒脾之功，能开胃进食，
故可用于胃寒呕吐、食欲减退之症。

📖 **附方**　暖肝汤（《景岳全书》）：枸杞子9克，
小茴香、乌药、当归、茯苓各6克，肉桂、
生姜、沉香各3克。治阴寒小腹疼痛、疝
气等。

★ **注意
事项**　阴虚火旺者慎用。

🛒 **选购**　以粒大饱满、黄绿色、气味浓者为佳。

高良姜

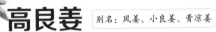

别名：风姜、小良姜、膏凉姜

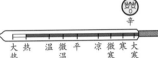

大热　热　温　微温　平　凉　微寒　寒　大寒

脾经 归 胃经

温里药

🌱 **功效** 散寒止痛，温中止呕。

📡 **来源** 为姜科植物高良姜的干燥根茎。

⚖ **用量** 煎服，3～6克。研末服，每次3克。

👉 **应用**

用于胃寒作痛及呕吐

本品善散脾胃寒邪，且有温中止痛之功，故适用于脘腹冷痛等；因为其温中散寒作用较好，所以还可用于胃寒呕吐。
胃疼痛：常与香附配伍。
腹部疼痛：可配肉桂、厚朴等。
胃寒呕吐：常配半夏、生姜等。

📋 **附方** ①良附丸（《良方集腋》）：高良姜、香附各9克，治胃脘寒痛。
②高良姜汤（《备急千金要方》）：高良姜150克，厚朴60克，当归、桂心各90克。煎服。治卒心腹绞痛如刺，两胁支满，烦闷不可忍。

🛒 **选购** 以粗壮、坚实、红棕色、味香辣者为佳。

第八节 理气药

别名：橘皮、新会皮、广陈皮

陈皮

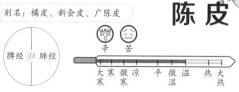

脾经 归 肺经

辛 苦

大寒 寒 微寒 凉 平 微温 温 热 大热

🜊 **功效** 理气健脾，燥湿化痰。

🜊 **来源** 为芸香科植物橘及其栽培变种的干燥成熟果皮。

🜊 **用量** 煎服，3～9克。

🜊 **应用**

1. 用于脾胃气滞证

橘皮辛行温通，具有行气止痛、健脾和中之功，因其苦温而燥，故用于寒湿中阻之气滞最宜。

中焦寒湿，脾胃气滞，恶心呕吐、泄泻：常配苍术、厚朴。

食积气滞：常与山楂、神曲同用。

外感风寒，内伤湿滞：常与藿香、紫苏叶同用。

2. 用于呕吐、呃逆证、湿痰、寒痰咳嗽等症

橘皮辛香而行，善疏理气机，调畅中焦而使气机升降有序。

呕吐、呃逆：常与生姜、竹茹、大枣同用。

脾胃寒冷、呕吐不止：常与生姜、甘草同用。

此外，本品既能燥湿化痰，又能温化寒痰，且辛行苦泄而能宣肺止咳，为治痰之要药。橘皮辛行温通、入肺走胸，还能行气通痹止痛。

★ **注意事项** 本品辛散苦燥，温能助热，舌赤少津、气虚体燥、阴虚燥咳、吐血及内有实热者慎服。

理气药

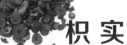

枳实

别名：枸棘子、铁篱笆、臭橘

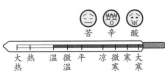

苦 辛 酸

大热　热　温　微温　平　凉　微寒　大寒

脾经 归 胃经

理气药

🏵 **功效**　破气消积，化痰除痞。

🌾 **来源**　为芸香科植物酸橙及其栽培变种或甜橙的干燥幼果。

⏳ **用量**　煎服，3～9克，大量可用至30克。炒后性较平和。

➡️ **应用**

1. 用于胃肠积滞、湿热泻痢

枳实辛行苦降，善破气除痞、消积导滞。

饮食积滞，脘腹痞满胀痛：常配山楂、麦芽、神曲。

胃肠积滞，热结便秘、腹满胀痛：常配大黄、芒硝、厚朴。

湿热泻痢，里急后重：常配黄连、黄芩。

2. 用于胸痹、结胸

枳实能行气化痰以消痞，破气除满而止痛。

胸阳不振、痰阻胸痹：常与桂枝、瓜蒌同用。

痰热结胸：常与黄连、瓜蒌、半夏同用。

心下痞满，食欲不振：常与半夏曲、厚朴同用。

⭐ **注意事项**　脾胃虚弱者及孕妇慎服。

🛒 **选购**　以切面果肉黄白色、肉厚瓤小、质坚硬、气清香为佳。

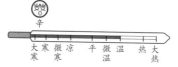

檀香

别名：白檀香、黄檀香、真檀、浴香

归

心经　胃经
肺经　脾经

辛

大寒　寒　微寒　凉　平　微温　温　热　大热

🏺 **功效**　行气止痛，散寒调中。

📍 **来源**　为檀香科植物檀香树干的心材。

⚖ **用量**　煎服，2～5克，宜后下；入丸、散，1～3克。

🔖 **应用**　**用于胸腹寒凝气滞**

檀香芳香辛行，温散寒邪，善理脾胃，调肺气利膈宽胸，有行气止痛、散寒调中之功。
寒凝气滞之胸腹冷痛：常配白豆蔻、砂仁、丁香。
寒凝气滞之胸痹绞痛：常配延胡索、高良姜。
胃脘寒痛、呕吐食少：常配沉香、白豆蔻、砂仁。

⭐ **注意事项**　阴虚火旺、实热吐衄者慎用。

🛒 **选购**　以外表面灰黄色或黄褐色、光滑细腻、质坚实、不易折断、气清香、味淡、嚼之微有辛辣感为佳。

木香

別名：广木香、云木香、川木香

辛　苦

大热　温　微　平　凉　微　寒　大
　　　　热　　　温　　　　寒　　寒

理气药

🌱 **功效**　行气止痛，健脾消食。

📡 **来源**　为菊科植物木香、川木香的干燥根。

⏳ **用量**　煎服，1.5～6克。

↪ **应用**

1. 用于脾胃气滞证

木香辛行苦泄温通，芳香气烈而味厚，善通行脾胃之滞气，为行气止痛之要药，健脾消食之佳品。

脾胃气滞之脘腹胀痛：常配砂仁、藿香。

脾虚气滞之脘腹胀痛：常配党参、白术、陈皮。

脾虚食少兼食积气滞：常配砂仁、枳实、白术。

2. 用于泻痢里急后重

木香辛行苦降，善行大肠之滞气，为治湿热泻痢里急后重之要药。

湿热泻痢里急后重❶：常配黄连。

饮食积滞之泻而不爽：常配槟榔、青皮、大黄。

---

❶里急后重，为痢疾常见症状之一。里急即形容大便在腹内急迫，窘迫急痛，欲解下为爽；后重形容大便至肛门，有重滞欲下不下之感，肛直肠及骶尾部坠胀。

3. 用于腹痛、胁痛、黄疸、疝气疼痛

木香气香醒脾，味辛能行，味苦主泄，能行气健脾、疏肝利胆。可治疗脾失健运、肝失疏泄而致湿热郁蒸，气机阻滞之脘腹胀痛、胁痛、黄疸。

脘腹胀痛、胁痛、黄疸：常配郁金、大黄、茵陈。

寒疝腹痛及睾丸偏坠疼痛：常配川楝子、小茴香。

📄 **附方**　益母丸（《中华人民共和国药典》）：益母草、当归、川芎、木香各等份，炼蜜为丸，每丸重9克，口服，一次1丸，一日2次，具有行气活血、调经止痛的功效，用于气滞血瘀所致的月经量少、错后、有血块，小腹疼痛，经行痛减，产后恶露不净等。

★ **注意事项**　阴虚津液不足者慎服。

🛒 **选购**　以坚实、条均、香气浓、油性大者为佳。

香附

辛　微苦　微甘

大热　热　温　微温　平　凉　微寒　寒　大寒

归 肝经　脾经　三焦经

🌿 **功效**　疏肝解郁，调经止痛，理气调中。

📡 **来源**　为莎草科植物莎草的干燥根茎。

⚖ **用量**　煎服，6～9克。

➡ **应用**

1. 用于肝郁气滞之胁痛、胃脘痛、腹痛

本品善散肝气之郁结，味苦疏泄以平肝气之横逆，故为疏肝解郁、行气止痛之要药；又因本品入脾经，有宽中消食下气等作用，还可用于脾胃气滞证。

肝郁气滞之胁肋胀痛：常配柴胡、川芎、枳壳。

寒凝气滞、肝气犯胃之胃脘疼痛：常配高良姜。

寒疝腹痛：常配小茴香、吴茱萸。

2. 用于月经不调、痛经、乳房胀痛

香附辛行苦泄，善于疏肝理气、调经止痛，为妇科调经之要药。

月经不调、痛经：常配柴胡、当归、川芎。

乳房胀痛：常配柴胡、青皮、瓜蒌皮。

★ **注意事项**　凡气虚无滞、阴虚血热者忌服。

理气药

132

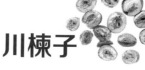

别名：金铃子

川楝子

归经：肝经、小肠经、膀胱经

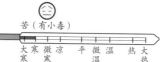

苦（有小毒）

大寒　微寒　凉　平　微温　温　热　大热

功效　行气止痛，杀虫。

来源　为楝科植物川楝的干燥成熟果实。

用量　煎服，4.5～9克。外用适量。炒用寒性减低。

应用　**用于肝郁气滞或肝郁化火之痛证、虫积腹痛**

本品苦寒降泄，能清肝火、泄郁热、行气止痛。每与延胡索配伍，用于肝郁气滞或肝郁化火之痛证。

治疗疝气痛，以治疗热疝为宜：常与延胡索、香附同用。

寒疝腹痛：常与小茴香、木香、吴茱萸同用。

此外，川楝子还用于虫积腹痛。本品苦寒有毒，能驱杀肠道寄生虫，味苦又能降泄气机而行气止痛。

★注意事项　本品有毒，不宜过量或持续服用。其性寒，脾胃虚寒者慎用。

选购　以个大饱满、外皮金黄色、内黄白色、有弹性者为佳。

133

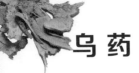

乌药

别名：台乌、台乌药、香桂樟

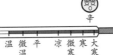

辛

大热　热　温　微温　平　凉　微寒　大寒

归　肺经　脾经　肾经　膀胱经

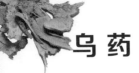理气药

- ⚘ **功效** 行气止痛，温肾散寒。
- **来源** 为樟科植物乌药的干燥块根。
- **用量** 煎服，3～9克。
- **应用** 　**用于寒凝气滞之胸腹诸痛证、尿频、遗尿**

  临床应用主要取其味辛行散、性温祛寒的功效。其入肺而宣通，入脾而宽中，故能行气散寒止痛。

  胸腹胁肋闷痛：常配香附、甘草。

  脘腹胀痛：常配木香、青皮。

  寒疝腹痛：常配小茴香、青皮、高良姜。

  寒凝气滞之痛经：常配当归、木香、香附。

  此外，乌药还可用于尿频、遗尿。乌药辛散温通，入肾与膀胱经，能温肾散寒、缩尿止遗，常与益智、山药同用。

- ★ **注意事项** 气虚、内热者忌服。

- **选购** 以片薄均匀、平整不卷、色淡、无黑斑、不破碎者为佳。

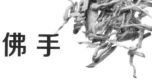

别名：佛手柑、佛手香橼、手柑、五指柑

佛手

肝经 脾经
归
胃经 肺经

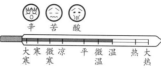

辛 苦 酸

寒 微 平 微 温 热 大
寒 凉 温 热

功效 疏肝解郁，理气和中，燥湿化痰。

来源 为芸香科植物佛手的干燥果实。

用量 煎服，3～9克。

应用

1. 用于气滞脘腹胀痛、肝郁胸胁胀痛

本品的临床应用主要取其芳香醒脾、苦温燥湿的功效。佛手辛行苦泄，气味芳香，能醒脾理气、和中导滞，可用于脾胃气滞之脘腹疼痛；还能疏肝解郁、行气止痛，可用于肝郁胸胁之胀痛。

脾胃气滞之脘腹胀痛、呕恶食少：常配木香、香附、砂仁。

肝郁气滞及肝胃不和之胸胁胀痛：常配柴胡、香附、郁金。

2. 用于久咳痰多、胸闷作痛

佛手芳香醒脾，苦温燥湿而善健脾化痰，辛行苦泄而能疏肝理气。治疗咳嗽日久痰多、胸闷作痛者，常与瓜蒌皮、陈皮同用。

注意事项 气阴不足者慎用。

选购 以果肉浅黄白色、质硬而脆、气香者为佳。

理气药

第九节 消食药

山楂

别名：酸楂、映山红果、山梨、楂肉

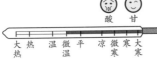

酸 甘

大热 热 温 微温 平 凉 微寒 寒 大寒

脾经 胃经 归 肝经

消食药

🌱 **功效** 消食化积，行气散瘀。

📡 **来源** 为蔷薇科植物山里红或山楂的干燥成熟果实。

⏳ **用量** 煎服，10～15克，大剂量30克。

🔛 **应用**

1. 用于饮食积滞

本品善消食化积，能治各种饮食积滞，尤为消化油腻肉食积滞之要药。

食肉不消：以单味煎服。

加强消食化积之功：配菜菔子、神曲等。

治积滞所致脘腹胀痛：配木香、青皮。

2. 用于泻痢腹痛、痛经等症

本品能行气散结止痛，炒用能止泻止痢。又因其能活血化瘀止痛，可用于瘀滞胸腹痛、痛经。

泻痢腹痛：单用焦山楂水煎服，或用山楂炭研末服，亦可与木香、槟榔配伍。

瘀滞胸腹痛：常配川芎、桃仁、红花等。

产后恶露不尽、痛经、经闭：单用山楂加糖水煎服，亦可配当归、香附、红花。

★ **注意事项** 脾胃虚弱而无积滞者或胃酸分泌过多者均慎用。

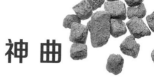

别名：六神曲、六曲、生神曲、
生六曲、陈曲

神曲

脾经 归 胃经

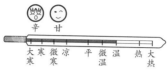

辛　甘

大寒　寒　微寒　凉　平　微温　温　热　大热

🌱 **功效**　消食和胃。

📍 **来源**　为面粉和其他药物混合后经发酵而成的加工品。

⏳ **用量**　煎服，6～15克。

👉 **应用**　**用于饮食积滞**

> 神曲辛以行散消食，甘温以健脾消胃、和中止泄，常配山楂、麦芽、木香，治疗食滞脘腹胀满、食少纳呆、肠鸣腹泻；又能解表退热，治疗外感表证兼食滞者。
>
> 此外，凡丸剂中有金石、贝壳类药物者，可用神曲糊丸以助消化。

⭐ **注意事项**　哺乳期妇女不宜使用。

🛒 **选购**　以陈久、无虫蛀者佳。

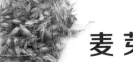

麦芽

別名：大麦芽、大麦药、麦药

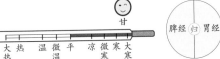

甘

大热　热　温　微温　平　凉　微寒　大寒

脾经 归 胃经

🜚 **功效**　消食健胃，回乳消肿，疏肝解郁。

📡 **来源**　为禾本科植物大麦的成熟果实经发芽干燥的炮制加工品。

⧗ **用量**　煎服，10～15克，大剂量30～120克。

消食药

↪ **应用**

1. 用于米面薯芋类食滞

麦芽甘平，善健胃消食，尤能促进淀粉性食物的消化。

米面薯芋类积滞不化：可配山楂、神曲、鸡内金。

小儿乳食停滞：单用本品煎服或研末服有效。

脾虚食少，食后饱胀：可配白术、陈皮。

2. 用于断乳、乳房胀痛等症

麦芽能回乳消胀，单用生麦芽或炒麦芽120克，煎服，治疗妇女断乳或乳汁郁积之乳房胀痛。

此外，麦芽又兼能疏肝解郁，常配川楝子、柴胡，用于肝气郁滞或肝胃不和之胁痛、脘腹疼痛。

★ **注意事项**　哺乳期妇女不宜使用。

别名：粟芽、红谷芽、稻芽

谷芽

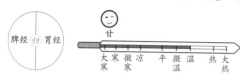

脾经（归）胃经

😊
甘

大寒　寒　微寒　凉　平　微温　温　热　大热

🌱 **功效**　消食和中，健脾开胃。

📡 **来源**　为禾本科植物粟的成熟果实经发芽干燥的炮制加工品。

⏳ **用量**　煎服，9～15克。

➡️ **应用**　**用于食滞及脾虚食少、消化不良**

谷芽能消食和中、健脾开胃，作用和缓，助消化而不伤胃气，与麦芽相须为用。亦常与砂仁、炙甘草等同用。可用于米面薯芋类食滞及脾虚食少、消化不良。

★ **注意事项**　胃下垂者忌用。

🛒 **选购**　以色黄、有幼芽、颗粒均匀者为佳。

莱菔子

别名：萝卜子

辛 甘

大热 热 温 微温 平 凉 微寒 寒 大寒

肺经 脾经 归 胃经

消食药

🌱 **功效** 消食除胀，降气化痰。

📍 **来源** 为十字花科植物萝卜的干燥成熟种子。

⏳ **用量** 煎服，6～10克。

➡ **应用**

1. 用于食积气滞

莱菔子味辛性散，功能消食化积，尤善行气消胀。常与山楂、神曲、陈皮同用，治疗食积气滞所致的脘腹胀满或疼痛、打嗝吞酸。若再与白术配伍，攻补兼施，治疗食积气滞兼脾虚者。

2. 用于咳喘痰多、胸闷食少

莱菔子能消食化积，又能降气化痰、止咳平喘，尤宜治疗咳喘痰壅、胸闷兼食积者，单用研末服，或与白芥子、紫苏子同用。

⭐ **注意事项** 本品辛散耗气，故气虚及无食积、痰滞者慎用。不宜与人参同用。

🛒 **选购** 以籽粒充实、色黄白、油性大、无杂质者为佳。

第十节 驱虫药

别名：留求子、五棱子、索子果、史君子、四君子

使君子

脾经 归 胃经

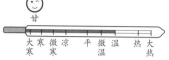

甘

大寒 寒 微寒 凉 平 微温 温 热 大热

🌱 **功效** 杀虫消积。

📡 **来源** 为使君子科植物使君子的干燥成熟果实。

⏳ **用量** 煎服，9～12克，捣碎；取仁炒香嚼服，6～9克。小儿每次1～1.5粒，一日总量不超过20粒。空腹服用，每日1次，连用3天。

驱虫药

👉 **应用** ▌用于小儿寄生虫病、疳疾

本品甘温，既能驱虫，又能健脾消疳。既有良好的驱杀蛔虫作用，又具缓慢的滑利通肠之性，故为驱蛔要药，尤宜于小儿。

蛔虫病：轻证，单用本品炒香嚼服；重证，可配苦楝皮、槟榔等。

蛲虫病：可配百部、槟榔、大黄等。

小儿疳积：面色萎黄、形瘦腹大、腹痛有虫者，可配槟榔、神曲、麦芽等。

小儿五疳，心腹膨胀，不进饮食：可配厚朴、陈皮、川芎等。

⭐ **注意事项** 大量服用可致呃逆、眩晕、呕吐、腹泻等不良反应。若与热同服，亦能引起呃逆、腹泻，故用时当忌饮茶。

🛒 **选购** 以色泽茶红、光洁、个重者为佳品。

槟 榔

别名：仁频、宾门、大腹子、大腹槟郎、洗瘴丹、橄榄子

苦 辛

大热　热　温　微温　平　凉　微寒　大寒

归　胃经　大肠经

🌱 **功效**　杀虫，消积，行气，利水，截疟。

📡 **来源**　为棕榈科植物槟榔的干燥成熟种子。

⏳ **用量**　煎服，3～10克。驱绦虫、姜片虫，30～60克。生用力佳，炒用力缓。

❁ 驱虫药 ❁

🔁 **应用**

1. 用于多种肠道寄生虫病

本品驱虫谱广，对绦虫、蛔虫、蛲虫、钩虫、姜片虫等肠道寄生虫都有驱杀作用，并以泻下作用驱除虫体为其优点。用治绦虫证疗效最佳。

绦虫证：可单用，亦可配木香，现代多与南瓜子同用。

蛔虫病、蛲虫病：与使君子、苦楝皮同用。

姜片虫病：与乌梅、甘草配伍。

2. 用于食积气滞、泻痢后重、水肿等症

本品辛散苦泄，入胃、大肠经，善行胃肠之气，消积导滞，兼能缓泻通便。

食积气滞、腹胀便秘：配青皮、大黄等。

湿热泻痢：配木香、黄连、赤芍等。

此外，本品还可用于水肿、脚气肿痛和疟疾。

★ **注意事项**　脾虚便溏或气虚下陷者忌用；孕妇慎用。

别名：苦楝、楝树果、楝枣子、
苦楝树、川楝皮

苦楝皮

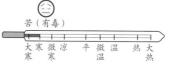

归 肝经 脾经 胃经

苦（有毒）

大寒 寒 微寒 凉 平 微温 温 热 大热

🌱 **功效**　杀虫，疗癣。

📡 **来源**　为楝科植物楝或川楝的干燥树皮及根皮。

⚖ **用量**　煎服，4.5～9克，鲜品 15～30克。外用适量。

🌿 **应用**　用于多种肠道寄生虫病、疥癣、湿疮等

本品苦寒有毒，有较强的杀虫作用，可治疗多种肠道寄生虫，为广谱驱虫中药。
蛔虫病：可单用，亦可与使君子、槟榔、大黄等同用。
蛲虫病：与百部、乌梅同用。
钩虫病：与石榴皮同煎服用。
此外，本品还可用于疥癣、湿疮，能清热燥湿、杀虫止痒。单用本品研末，用醋或猪脂调涂患处，可治疥疮、头癣、湿疮、湿疹瘙痒等。

★ **注意事项**　本品有毒，不宜过量或持续久服。有效成分难溶于水，需文火久煎。

🛒 **选购**　以身干、皮厚、条大、无粗皮者为佳。此外，楝属植物的各地品种不同，一般均认为以四川产的川楝为佳。

第十一节 止血药 ·凉血止血药·

大 蓟

别名：大刺儿菜、大刺盖、马蓟

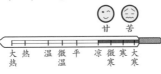

心经 归 肝经

甘 苦

大热 热 温 微温 平 凉 微寒 寒 大寒

功效 凉血止血，散瘀解毒消痈。

来源 为菊科植物蓟的干燥地上部分。

用量 煎汤，10～15克。外用适量，研末敷或捣敷患处。

应用

1. 用于血热出血证

大蓟寒凉而入血分，主治血热妄行之出血证，尤多用于吐血、咯血及崩漏下血。常与小蓟相须为用。

2. 用于热毒痈肿

大蓟既能凉血解毒，又能散瘀消肿，无论内外痈肿都可运用。若外用治疮痈肿毒，多与盐共研。

★ **注意事项** 虚寒性出血者慎用。

选购 以色灰绿、叶多、无杂质者为佳。

别名：刺儿菜、小鸡角刺、六月霜

小蓟

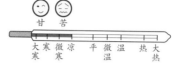

甘　苦

大寒　微凉　平　微温　热　大
　寒　　寒　　　温　　　热

🏶 **功效** 凉血止血，散瘀解毒消痈。

📡 **来源** 为菊科植物刺儿菜的干燥地上部分。

⏳ **用量** 煎汤，10～15 克。外用适量，捣敷患处。

止血药·凉血止血药

➠ **应用**

1. 用于血热出血证

小蓟寒凉而入血分，主治血热妄行之出血证，咯血、衄血、吐血、便血、崩漏等出血均可应用。常与大蓟相须为用。小蓟兼能利尿通淋，尤善治尿血、血淋，可单味应用，也可配伍生地黄、滑石、栀子、淡竹叶等。

2. 用于热毒痈肿

小蓟既能清热解毒，又能散瘀消肿，用治热毒疮痈初起之肿痛。

★ **注意事项** 虚寒性出血者慎用。

🛒 **选购** 以叶多、色绿者为佳。

地 榆

别名：黄瓜香、山地瓜、猪人参、血箭草

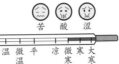

苦 酸 涩

大热 热 温 微温 平 凉 微寒 大寒

肝经 〔归〕 大肠经

功效 凉血止血，解毒敛疮。

来源 为蔷薇科植物地榆或长叶地榆的干燥根。

用量 煎汤，10～15克。外用适量，研末敷。

应用 ▌用于血热出血证、烫伤、湿疹等症

地榆寒凉而入血分，长于泄热而凉血止血，味兼酸涩，又能收敛止血。因其性下降，故尤多用于血热之便血、痔血、崩漏下血；苦寒能泻火解毒，味酸涩能敛疮，为治水火烫伤之要药。还可治疮疡痈肿。

痔疾出血，血色鲜红者：可配伍槐角、防风、黄芩、枳壳。

血热甚，崩漏量多色红：常配生地黄、黄芩、牡丹皮。

水火烫伤：可单味使用；或配大黄粉；或配黄连、冰片。

湿疹：可配煅石膏、枯矾。

★注意事项 对于大面积烧伤患者，不宜使用地榆制剂外涂，以防引起中毒性肝炎；虚寒性出血者慎用。

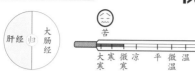

别名：槐米、护房树

槐花

肝经 归 大肠经

苦

大寒　寒　微寒　凉　平　微温　温　热　大热

🌱 **功效**　凉血止血，清肝泻火，明目。

📡 **来源**　为豆科植物槐的干燥花及花蕾。

⌛ **用量**　煎汤，10～15克。外用适量，研末敷。

➡ **应用**

1. 用于血热出血证

槐花寒凉而入血分，长于泄热而凉血止血。因其性下降，善清泄大肠之火热而止血，故尤多用于下部血热之便血、痔血。用治新久痔血，常配伍黄连、地榆。

2. 用于目赤、头痛等症

槐花味苦性寒，长于清肝泻火，凡肝火上炎导致的目赤、头胀头痛及眩晕等症，可单味煎汤代茶饮。

📋 **附方**　槐花散（《普济本事方》）：槐花、侧柏叶各12克，荆芥穗、枳壳各6克。上为细末，亦可作汤剂，水煎服。用于风热湿毒，壅遏肠道，损伤血络证。

★ **注意事项**　脾胃虚寒及阴虚发热而无实火者慎用。

侧柏叶

别名：香柏、扁柏、柏树

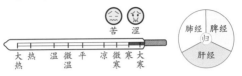

苦　涩

大热　温　微　平　凉　微　寒　大
热　　　温　　　　寒　　寒

肺经　脾经
归
肝经

功效　凉血止血，化痰止咳。

来源　为柏科植物侧柏的干燥树梢和叶。

用量　煎汤，10～15克。外用适量，研末敷。

应用

1. 用于血热出血证

侧柏叶苦涩性寒，善清血热，兼能收敛止血。
血热妄行之吐血、衄血：常配荷叶、地黄、
艾叶。
血热妄行之崩漏下血：多配赤芍。
中焦虚寒，吐血不止：配干姜、艾叶。
下焦虚寒，便血不止：配川续断、鹿茸、阿胶。

2. 用于肺热咳嗽

侧柏叶味苦性寒，长于清肺热、化痰止咳，
可单味运用，或配伍贝母、制半夏。

选购　以叶嫩、青绿色、无碎末者为佳。

别名：丝茅草、茅草、白茅草

白茅根

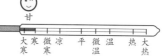

大寒　微凉　平　微温　热　大
　寒　　　凉　　温　　　热

🌱 **功效** 凉血止血，清热利尿，清肺胃热。

📡 **来源** 为禾本科植物白茅的干燥根茎。

⏳ **用量** 煎服，15～30克。多生用，止血亦可炒炭用。

👉 **应用**

1. 用于血热出血证

白茅根甘寒，善清血热。治鼻衄出血、吐血不止，皆可煎汁服用。若治咯血，与藕同用。本品亦能清热利尿，对尿血、血淋之证，尤为适宜。

2. 用于水肿、热淋、黄疸、胃热呕吐等症

白茅根能利水消肿、利尿通淋、利湿退黄，用于水肿、热淋、黄疸的治疗。
此外，白茅根还能清胃热而止呕，又能清肺热而止咳。

⭐ **注意事项** 脾胃虚寒、溲多不渴者忌服。

🛒 **选购** 以表面黄白色、断面皮部白色、味微甜的为佳。

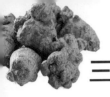

·化瘀止血药·

三七

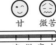

别名：田七、人参三七、参三七

😀 甘　😑 微苦

大热　热　温　微温　平　凉　微寒　寒　大寒

肝经 归 胃经

🌱 **功效**　化瘀止血，活血定痛，补虚强壮。

🌾 **来源**　为五加科植物三七的干燥根和根茎。

⏳ **用量**　多研末吞服，1～1.5克。煎服，3～10克。外用适量。

↪ **应用**

1. 用于出血证

三七甘温，善止血，又能化瘀生新，有止血不留瘀、化瘀不伤正的特点，对人体内外各种出血，无论有无瘀滞，均可应用，尤以有瘀滞者为宜。

2. 用于跌打损伤、瘀血肿痛

三七活血化瘀而消肿定痛，为伤科之要药。可单味应用，以三七为末，黄酒或白开水送服。若皮破者，亦可用三七粉外敷。治痈疽破烂，常配伍乳香、没药、儿茶。

此外，三七能补虚强壮，常与猪肉炖服。

★ **注意事项**　孕妇慎用。

🛒 **选购**　以个大坚实、体重皮细、断面灰绿色或黄绿色者为佳。

别名：血茜草、血见愁、活血丹、
土丹参

茜草

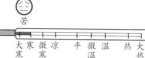

肝经
归

苦

大寒 寒 微寒 凉 平 微温 温 热 大热

🌱 **功效** 凉血，化瘀，止血，通经。

🌿 **来源** 为茜草科植物茜草的干燥根及根茎。

⏳ **用量** 煎服，10～15克。亦入丸、散。

➡ **应用**

1. 用于出血证

茜草味苦性寒，对于血热夹瘀的各种出血证，尤为适宜。

血热崩漏：常配生地黄、生蒲黄、侧柏叶。

气虚不摄之崩漏下血：可配伍黄芪、白术、山茱萸。

2. 用于血瘀经闭、跌打损伤、风湿痹痛

茜草能通经络、行瘀滞，故可用治经闭、跌打损伤、风湿痹痛等，尤为妇科调经要药。

★ **注意事项** 孕妇慎用。

🛒 **选购** 以条粗长、外皮红棕色、断面黄红色者为佳。

止血药·化瘀止血药

蒲 黄

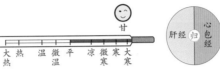

别名：蒲花、蒲棒花粉、蒲草黄

甘

大热 热 温 微温 平 凉 微寒 寒 大寒

肝经 归 心包经

功效 止血，化瘀，利尿通淋。

来源 为香蒲科植物水烛香蒲或同属植物的干燥花粉。

用量 煎服，3～10克，包煎。外用适量。

应用

1. 用于出血证

蒲黄甘平，长于收敛止血，兼有活血行瘀之功。用治吐血、衄血、咯血、尿血、崩漏等，可单用冲服。

鼻衄经久不止：与石榴花同用。

月经过多，漏下不止：可配伍龙骨、艾叶。

尿血不止：可与郁金同用。

2. 用于瘀血痛证、血淋尿血

蒲黄能行血通经、消瘀止痛，凡跌打损伤、痛经、产后疼痛、心腹疼痛等瘀血作痛者均可应用。常与五灵脂同用。蒲黄又能利尿通淋，常配伍生地黄、冬葵子。

★ 注意事项 孕妇慎用。

止血药·化瘀止血药

152

别名：鹤草芽、龙牙草、施州龙牙草

仙鹤草

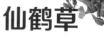

心经 归 肝经

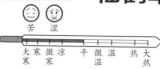

苦　涩

大寒　微凉　平　微温　热　大
　　寒　寒　　　温　　　热

🌡 **功效**　收敛止血，止痢，截疟，补虚。

🎙 **来源**　为蔷薇科植物龙牙草的干燥地上部分。

⏳ **用量**　煎服，3～10克；大剂量可用至30～60克。
外用适量。

↪ **应用**

1. 用于出血证

本品味涩收敛，功能收敛止血，广泛用于全
身各部的出血之证。因其药性平和，大凡出
血病证，无论寒热虚实，皆可应用。
血热妄行之出血证：可配生地黄、侧柏叶、
牡丹皮等凉血止血药。
虚寒性出血证：可配党参、熟地黄、炮姜、
艾叶等益气补血、温经止血药。

2. 用于腹泻、痢疾

本品具涩敛之性，能涩肠止泻止痢。因本品
药性平和，兼能补虚，又能止血，故对于血
痢及久病泻痢尤为适宜。

★ **注意
事项**　非出血不止者不用。

🛒 **选购**　以茎棕褐色、枝嫩、叶完整者为佳。

白及

别名：甘根、白根、白芨、冰球子

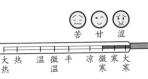

苦 甘 涩

大热 热 温 微温 平 凉 微寒 寒 大寒

归 肺经 胃经 肝经

功效 收敛止血，消肿生肌。

来源 为兰科植物白及的干燥块茎。

用量 煎服，3～10克；大剂量可用至30克；入丸、散，入散剂每次2～5克；研末吞服，每次1.5～3克。外用适量。

应用

1. 用于出血证

本品质黏味涩，为收敛止血之要药，可用治体内外诸出血证。因其主入肺、胃经，故临床尤多用于肺胃出血之证。

咯血：可配枇杷叶、阿胶等。

吐血：可配茜草、生地黄、牡丹皮、牛膝等煎服。

衄血：以白及末，童便调服；或以白及末冷水调，用纸花贴鼻窍中。

外伤或金创伤出血：可单味研末外掺或水调外敷。

2. 用于痈肿疮疡、手足皲裂、水火烫伤

本品寒凉苦泄，能消散血热之痈肿；味涩质黏，能敛疮生肌，为外疡消肿生肌的常用药。对于疮疡，无论未溃或已溃均可应用。

疮疡初起：可单用本品研末外敷，或配金银花、皂角刺、乳香等。

疮痈已溃，久不收口者：配黄连、贝母、轻粉、五倍子等为末外敷。

手足皲裂：可以之研末，麻油调涂，能促进裂口愈合。

水火烫伤：可以之研末，用油调敷；或以白及粉、煅石膏粉、凡士林调膏外用，能促进生肌结痂。

止血药·收敛止血药

📖 附方 白及散（《医学启蒙》）：等量的白及、阿胶、款冬花、紫菀，以水煎服。治多年咳嗽、肺痿咳唾脓血。

★ 注意事项 不宜与乌头类药材同用。

🛒 选购 以根茎个大坚实、色白明亮、光洁者为佳。

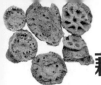

藕节

別名：藕节炭、藕节巴

甘　涩

大热　热　温　微温　平　凉　微寒　寒　大寒

肺经　胃经　归　肝经

止血药·收敛止血药

功效 收敛止血，化瘀。

来源 为睡莲科植物莲的干燥根茎节部。

用量 煎服，10～15克，大剂量可用至30克；鲜品30～60克，捣汁。亦可入丸、散。

应用 用于出血证

本品味涩收敛，既能收敛止血，又兼能化瘀，有止血而不留瘀的特点，可用于各种出血之证，对吐血、咯血等上部出血病证尤为多用。可单用，如《药性论》治吐血不止。本品药性平和，单用力薄，常入复方中使用。

咯血：可配阿胶、白及、枇杷叶等。

血淋、尿血：常配小蓟、通草、滑石等。

★注意事项 出血有瘀或出血初期邪实者慎用。

选购 以节部黑褐色、两头白色、干燥、无须根泥土者为佳。

·温经止血药·

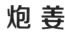

炮姜

别名：黑姜

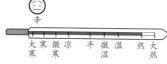

辛

大寒　寒　微寒　凉　平　微温　温　热　大热

功效 温经止血，温中止痛。

来源 为姜科植物姜干燥根茎的炮制加工品。

用量 煎服，3 ～ 6 克。

应用

1. 用于出血证

本品性温，主入脾经，能温经止血，主治脾胃虚寒，脾不统血之出血病证。
血痢不止：以本品为末，米饮下。
虚寒性吐血、便血：常配人参、黄芪、附子等。
冲任虚寒，崩漏下血：可配乌梅、棕榈炭。

2. 用于腹痛、腹泻

本品善暖脾胃，能温中止痛止泻，可治虚寒性腹痛、腹泻。
脾虚冷泻不止：常配厚朴、附子。
寒凝脘腹痛：常配高良姜。
产后血虚寒凝，小腹疼痛：可配当归、川芎、桃仁等。

★ **注意事项** 热盛火旺之出血证患者忌用。

艾叶

别名：艾蒿、薪艾、香艾

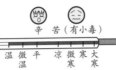

辛 苦（有小毒）

大热 温 微温 平 凉 微寒 大寒
　热　　　　　　　　　　　寒

脾经 肾经
归
肝经

止血药·温经止血药

功效 温经止血，散寒调经，安胎。

来源 为菊科植物艾的干燥叶。

用量 煎服，3～10克。外用适量。

应用

1. 用于出血证

本品气香味辛，温可散寒，能暖气血而温经脉，为温经止血之要药，适用于虚寒性出血，尤宜于崩漏。艾叶之用，既可加强止血，又可防大队寒凉药物而致凉遏留瘀之弊。

下元虚冷，冲任不固❶所致的崩漏下血：可单用本品，水煎服；或配阿胶、赤芍、干地黄等。

血热妄行所致多种出血证：可配生地黄、生荷叶、生侧柏叶等清热凉血药。

---

❶冲任不固，指冲任二脉受损，气血两虚，固摄失职，经血、带下或胎元失固的病理变化。症见崩漏、流产、带下等。

2. 用于月经不调、痛经

本品能温经脉、逐寒湿、止冷痛，尤善调经，为治妇科下焦虚寒或寒客胞宫之要药。常用于下焦虚寒、月经不调、经行腹痛、宫寒不孕及带下清稀等证。

下焦虚寒、月经不调等：可配香附、川芎、白芍、当归等；若虚冷较甚者，再配伍吴茱萸、肉桂等。

脾胃虚寒所致的脘腹冷痛：可以单味艾叶煎服；或炒热熨敷脐腹；或配温中理气药。

3. 用于胎动不安

本品为妇科安胎之要药。艾叶酒煎服，治疗妊娠胎动不安；临床多与阿胶、桑寄生等同用。

4. 其他

此外，将本品捣绒，制成艾条、艾炷等，用以熏灸体表穴位，能温煎气血、透达经络，为温灸的主要原料。

★ **注意事项** 热盛火旺之出血证患者忌用。

选购 叶片大而肥厚、清香味浓、艾绒多、质量好。

川芎

别名：芎䓖、西芎、台芎

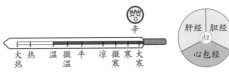

辛

大热 热 温 微温 平 凉 微寒 寒 大寒

归 肝经 胆经 心包经

功效 活血行气，祛风止痛。

来源 为伞形科植物川芎的干燥根茎。

用量 煎服，3～9克。

应用

1. 用于血瘀气滞之痛证

本品辛散温通，既能活血化瘀，又能行气止痛，为"血中之气药"，具通达气血的功效。
心脉瘀阻之胸痹心痛：常配丹参、桂枝、檀香等。
跌扑损伤、瘀肿疼痛：可配乳香、没药、三七等。

2. 用于妇产科疾病

川芎善"下调经水，中开郁结"，为妇科要药，能活血调经，可用治多种妇产科疾病。
血瘀经闭、痛经：可配赤芍、桃仁等。
寒凝血瘀者：可配桂心、当归等。
产后恶露不下，瘀阻腹痛：可配当归、桃仁、炮姜等。
月经不调、经期超前或错后：可配益母草、当归等。

活血祛瘀药 · 活血止痛药

3. 用于头痛、风湿痹痛

本品辛温升散，能"上行头目"，祛风止痛，为治头痛之要药，无论风寒头痛、风热头痛、风湿头痛、血虚头痛、血瘀头痛均可随证配伍，故李东垣言"头痛须用川芎"。

风热头痛：可配菊花、石膏、僵蚕。

风湿头痛：可配羌活、独活、防风。

血虚头痛：可配当归、白芍。

血瘀头痛：可配赤芍、麝香，如通窍活血汤。

风湿痹痛：常与独活、秦艽、防风、桂枝等同用。

活血祛瘀药·活血止痛药

📖 **附方** 川芎茶调散（《中华人民共和国药典》）：川芎、白芷、羌活、细辛、防风、荆芥、薄荷、甘草各等份，饭后清茶冲服，每次3～6克，1日2次，具有疏风止痛的功效，用于风邪头痛，或有恶寒、发热、鼻塞。

★ **注意事项** 阴虚火旺、多汗、热盛及无瘀之出血证患者和孕妇慎用；食用后不要马上饮绿茶，因绿茶性凉，会减弱川芎的功效。

🛒 **选购** 以质坚实、不易折断、全体散有黄棕色油点、个大饱满、油性大、香气浓者为佳。

延胡索

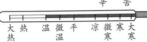

辛　苦

肝经　脾经
归
心经

大热　热　温　微温　平　凉　微寒　寒　大寒

功效　活血，行气，止痛。

来源　为罂粟科植物延胡索的干燥块茎。

用量　煎服，3～10克。研粉吞服，每次1～3克。

应用　　**用于气血瘀滞之痛证**

本品辛散温通，为活血行气止痛之良药。为常用的止痛药，无论何种痛证，均可配伍应用。

心血瘀阻之胸痹心痛：常配丹参、桂枝、薤白、瓜蒌等。

气滞胃痛：可配香附、木香、砂仁。

瘀血胃痛：可配丹参、五灵脂等。

中虚胃痛：可配党参、白术、白芍等。

肝郁气滞之胸胁痛：可配柴胡、郁金。

肝郁化火之胸胁痛：可配伍川楝子、栀子。

寒疝腹痛：可配小茴香、吴茱萸等。

气滞血瘀之痛经、月经不调：常配当归、红花、香附等。

跌打损伤、瘀肿疼痛：常配乳香、没药。

★**注意事项**　孕妇慎用，气虚、血虚所导致的诸痛患者慎用。

活血祛瘀药·活血止痛药

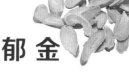

别名：温郁金、广郁金

郁 金

肝经　肺经
归
心经

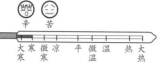

辛　苦

大寒　微凉　平　微温　热　大热
　寒　　寒　　温

🌱 **功效** 活血止痛，行气解郁，清心凉血，利胆退黄。

📡 **来源** 为姜科植物温郁金、姜黄、广西莪术或蓬莪术的干燥块根。

⏳ **用量** 煎服，5～12克；研末服，2～5克。

➡️ **应用** 　**用于气血瘀滞、热病神昏、气火上逆**

本品味辛能行能散，既能活血，又能行气，故治气血瘀滞之痛证；能解郁开窍、清心热，可用治热病神昏、癫痫痰闭；能凉血降气止血，用治气火上逆之吐血、衄血、倒经。

肝郁气滞之胸胁刺痛：可配柴胡、白芍、香附等。

心血瘀阻之胸痹心痛：可配瓜蒌、薤白、丹参等。

癥瘕痞块：可配鳖甲、莪术、丹参、青皮等。

热病神昏：可配石菖蒲、栀子等。

癫痫痰闭：可配白矾以化痰开窍。

⭐ **注意事项** 不宜与丁香同用。

🛒 **选购** 以质坚实、外皮皱纹细、断面色黄者为佳。

姜黄

别名：毛姜黄、川姜黄、广姜黄

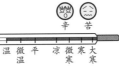

辛　苦

肝经 归 脾经

大热　热　温　微温　平　凉　微寒　寒　大寒

功效 活血行气，通经止痛。

来源 为姜科植物姜黄的干燥根茎。

用量 煎服，3～10克。外用适量。

应用 用于气滞血瘀所致的心、胸、胁、腹诸痛、风湿痹痛

姜黄辛散温通，苦泄，既入血分又入气分，能活血行气而止痛。

肝胃气滞寒凝之胸胁痛：可配枳壳、桂心、炙甘草。

气滞血瘀之痛经、经闭、产后腹痛：可配当归、川芎、红花。

跌打损伤、瘀肿疼痛：可配苏木、乳香、没药。

此外，本品辛散苦燥温通，外散风寒湿邪，内行气血，通经止痛，尤长于行肢臂而除痹痛。

★注意事项 血虚无气滞血瘀者慎用，孕妇忌用。

选购 以质坚实、断面金黄色、气味浓者为佳。

· 活血调经药 ·

桃仁

别名：毛桃仁、扁桃仁、大桃仁、桃核仁

心经　肝经
归
大肠经

苦　甘（有小毒）

大寒　寒　微寒　凉　平　微温　温　热　大热

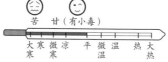

功效 活血祛瘀，润肠通便，止咳平喘。

来源 为蔷薇科植物桃的干燥成熟种子。

用量 煎服，5～10克，捣碎用。

应用　**用于瘀血阻滞病证、肺痈、肠痈等症**

本品味苦，入心肝血分，善泄血滞，祛瘀力强，又称破血药，为治疗多种瘀血阻滞证的常用药。本品配清热解毒药，可用于消痈。

瘀血经闭、痛经：常与红花相须为用，并配当归、川芎、赤芍等。

产后瘀滞腹痛：常配炮姜、川芎等。

肺痈：可配苇茎、冬瓜子等。

肠痈：配大黄、牡丹皮等。

此外，本品富含油脂，能润燥滑肠，故可用于肠燥便秘证；能降肺气，有止咳平喘之功，煮粥食用可治咳嗽气喘。

★注意事项 孕妇忌用。便溏者慎用。本品有毒，不可过量。

选购 以饱满、种仁白、完整为佳。

活血祛瘀药·活血调经药

165

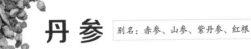

丹参

苦

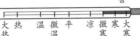

大热 温 微 平 凉 微 寒 大
热   温   寒   寒

心经 归 肝经

功效 活血调经，祛瘀止痛，凉血消痈，除烦安神。

来源 为唇形科植物丹参的干燥根和根茎。

用量 煎服，5～15克。

应用

1. 用于月经不调、经闭痛经、产后瘀滞腹痛

丹参功善活血祛瘀，性微寒而缓，能祛瘀生新而不伤正，善调经水，为妇科调经常用药。临床常用于月经不调、经闭痛经及产后瘀滞腹痛。

血热瘀滞者：可单用，亦常配川芎、当归、益母草等。

寒凝血滞者：可配吴茱萸、肉桂等。

2. 用于各种瘀血病证

本品善能通行血脉、祛瘀止痛，广泛应用于各种瘀血病证。

血脉瘀阻之胸痹心痛、脘腹疼痛：可配砂仁、檀香。

癥瘕积聚：可配三棱、莪术、鳖甲等。

风湿痹证：可配防风、秦艽等祛风除湿药。

3. 用于疮痈肿毒

本品性寒，既能凉血活血，又能清热消痈，可用于热毒瘀阻引起的疮痈肿毒，常配伍清热解毒药用。如治乳痈初起，可与金银花、连翘等同用。

4. 用于热病烦躁神昏及心悸失眠

本品入心经，既可清热凉血，又可除烦安神，既能活血，又能养血以安神定志。用于热病邪入心营之烦躁不寐，甚或神昏，可配伍生地黄、玄参、黄连、竹叶等。

📖 **附方** 丹参饮（《时方歌括》）：丹参30克，檀香、砂仁各4.5克，水煎服。具有活血祛瘀、行气止痛功效，用于血瘀气滞、心胃诸痛等。

★ **注意事项** 反藜芦。孕妇慎用。

🛒 **选购** 以气微，味微苦、涩，条粗壮，色紫红者为佳。

红花

别名：红蓝花、刺红花

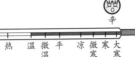

辛

大热 热 温 微温 平 凉 微寒 寒 大寒

心经 归 肝经

功效 活血通经，祛瘀止痛。

来源 为菊科植物红花的干燥花。

用量 煎服，3～10克。外用适量。

应用

1. 用于血滞经闭、痛经、产后瘀滞腹痛

红花辛散温通，为活血祛瘀、通经止痛之要药，是妇产科血瘀之证的常用药，常与当归、川芎、桃仁等相须为用。

痛经：单以本品与酒煎服，亦可配赤芍、延胡索、香附等以理气活血止痛。

经闭：可配当归、赤芍、桃仁等。

产后瘀滞腹痛：可配荷叶、蒲黄、牡丹皮等。

2. 用于胸痹心痛、血瘀腹痛、胁痛

本品能活血通经、祛瘀止痛，善治瘀阻心腹胁痛。

胸痹心痛：常配桂枝、瓜蒌、丹参等。

胁肋刺痛：可与桃仁、柴胡、大黄等同用。

3. 用于癥瘕积聚

本品能活血通经、祛瘀消癥，可治疗癥瘕积聚，常配伍三棱、莪术、香附等药。

4. 用于跌打损伤、瘀滞肿痛

本品善通利血脉、消肿止痛，为治跌打损伤、瘀滞肿痛之要药，常配木香、苏木、乳香、没药等；或制为红花油、红花酊涂擦。

5. 用于瘀热郁滞之斑疹色暗

本品能活血通脉以化滞消斑，可用于瘀热郁滞之斑疹色暗，常配伍清热凉血透疹的紫草、大青叶等。

6. 其他

此外，红花还可用于回乳、瘀阻头痛、眩晕、中风偏瘫、喉痹、目赤肿痛等的治疗。

★注意事项　孕妇忌用。有出血倾向者慎用。

🛒选购　以花色红黄、鲜艳、干燥、质柔软者为佳。

益母草

别名：坤草

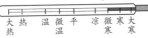

大热　热　温　微温　平　凉　微寒　大寒

归：心包经、肝经、膀胱经

活血祛瘀药·活血调经药

🌱 **功效**　活血调经，利水消肿，清热解毒。

🌿 **来源**　为唇形科植物益母草的新鲜或干燥地上部分。

⏳ **用量**　10～30克，煎服；或熬膏，入丸剂。外用适量捣敷或煎汤外洗。

➡️ **应用**

用于妇科病、水肿、小便不利等症

本品善活血调经、祛瘀通经，为妇产科要药；能利水消肿，用治水肿、小便不利，尤宜用于水瘀互阻之水肿。

血滞经闭、痛经、月经不调：可单用，亦可配当归、丹参、川芎、赤芍等。

产后恶露不尽、难产、胎死腹中：可单用，亦可配当归、川芎、乳香等。

水瘀互阻之水肿：可单用，亦可与白茅根、泽兰等同用。

血热及瘀滞之血淋、尿血：可配车前子、石韦、木通。

此外，本品既能活血散瘀以止痛，又能清热解毒以消肿，还可用于跌打损伤、疮痈肿毒。

★ **注意事项**　无瘀滞及阴虚血少者忌用。

别名：血风藤、红藤

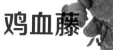

鸡血藤

肝经 归 肾经

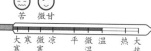

苦 微甘

大寒 微寒 凉 平 微温 温 热 大热

❀ 活血祛瘀药·活血调经药 ❀

🌱 **功效**　行血补血，调经止痛，舒筋活络。

📡 **来源**　为豆科植物密花豆的干燥藤茎。

⧖ **用量**　煎服，10～30克。或浸酒服，或熬膏服。

↪ **应用**

1. 用于月经不调、痛经、闭经

本品苦而不燥，温而不烈，行血散瘀、调经止痛，性质和缓，同时又兼补血作用，凡妇人血瘀及血虚之月经病均可应用。

血瘀型：可配当归、川芎、香附。

血虚型：可配当归、熟地黄、白芍。

2. 用于风湿痹痛、肢体瘫痪

本品行血养血、舒筋活络，为治疗经脉不畅，络脉不和之证的常用药。

风湿痹痛之肢体麻木：可配独活、威灵仙、桑寄生。

中风之肢体瘫痪：常配黄芪、丹参、地龙等。

血虚之肢体麻木：常配黄芪、当归等。

★ **注意事项**　阴虚火旺者慎用。

🛒 **选购**　以树脂状分泌物多者为佳。

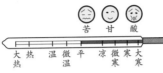

牛膝

苦 甘 酸

大热 热 温 微温 平 凉 微寒 寒 大寒

肝经 归 肾经

🏵 **活血祛瘀药·活血调经药** 🏵

💊 **功效** 活血通经，补肝肾，强筋骨，利水通淋，引火（血）下行。

📡 **来源** 为苋科植物牛膝（怀牛膝）和川牛膝（甜牛膝）的干燥根。

⏳ **用量** 煎服，6～15克。

⟿ **应用**

1. 用于妇科经产诸疾及跌打伤痛

本品活血祛瘀力较强，性善下行，长于活血通经，其活血祛瘀作用有疏利降泄之特点，尤多用于妇科经产诸疾以及跌打伤痛。

胞衣不下：可配当归、瞿麦、冬葵子等。

跌打损伤、腰膝瘀痛：可配续断、当归、乳香、没药等。

2. 用于淋证

本品性善下行，既能利水通淋，又能活血祛瘀。治热淋、血淋、石淋，常配冬葵子、瞿麦、车前子、滑石。

3. 用于腰膝酸痛、下肢痿软

牛膝既能活血祛瘀，又能补益肝肾、强筋健骨，兼能祛除风湿，故既可用于肝肾亏虚之腰痛、腰膝酸软，又可用于痹痛日久，腰膝酸痛。

肝肾亏虚之腰痛、腰膝酸软：可配杜仲、续断、补骨脂等。

痹痛日久，腰膝酸痛：常配独活、桑寄生等。

湿热成痿，足膝痿软：可配苍术、黄柏等。

4. 用于火热上炎、阴虚火旺

本品味苦善泄降，能导热下泄、引血下行，以降上炎之火。

肝阳上亢之头痛眩晕：可配赭石、生牡蛎、生龟甲等。

气火上逆，迫血妄行之吐血、衄血：可配白茅根、栀子、赭石以引血下行、降火止血。

★ **注意事项** 本品为动血之品，性专下行，孕妇及月经过多者忌服。中气下陷、脾虚泄泻者和下元不固、多梦遗精者慎用。

🛒 **选购** 以根条粗壮均匀，无破条、杂质、虫蛀、霉变者为佳。

土鳖虫

别名：地鳖虫、土元、地乌龟、蟅虫

咸（有小毒）

大热　热　温　微温　平　凉　微寒　寒　大寒

肝经
归

🌱 **功效**　破血逐瘀，续筋接骨。

📡 **来源**　为鳖蠊科昆虫地鳖或冀地鳖的雌虫干燥体。

⏳ **用量**　煎服，3～10克；研末服，1～1.5克，黄酒送服。外用适量。

👉 **应用**

用于骨折筋伤、瘀血肿痛、血瘀经闭等症

本品咸寒入血，主入肝经，性善走窜，能活血消肿止痛、续筋接骨疗伤，为伤科常用药，尤多用于骨折筋伤、瘀血肿痛。可单用研末调敷，或研末黄酒冲服。

骨折筋伤、瘀血肿痛：常配自然铜、骨碎补、乳香等。

骨折筋伤后期：筋骨软弱，常配续断、杜仲等。

此外，还可用于血瘀经闭、产后瘀滞腹痛、积聚痞块。本品入肝经血分，能破血逐瘀而消积通经。治血瘀经闭、产后瘀滞腹痛，常与大黄、桃仁等同用。

⭐ **注意事项**　孕妇忌服。

别名：苏方木、苏方、赤木、红柴

苏木

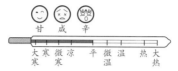

甘 咸 辛

大寒　微凉　平微　温　热大
　寒　寒　　温　　　　热

🌱 **功效**　活血疗伤，祛瘀通经。

📡 **来源**　为豆科植物苏木的干燥心材。

⏳ **用量**　煎服，3～10克。外用适量，研末撒敷。

➡ **应用**　**用于跌打损伤、血滞经闭等症**

本品味辛能散，咸入血分，能活血散瘀、
消肿止痛，可用于骨折筋伤、瘀滞肿痛；
还能通经止痛，为妇科瘀滞经产诸证及其
他瘀滞病证的常用药。

扑损瘀血：常配乳香、没药、自然铜等。

血瘀经闭、产后瘀滞腹痛：常配川芎、当归、
红花等。

心腹瘀痛：常配丹参、川芎、延胡索等。

治痈肿疮毒：配金银花、连翘、白芷等。

⭐ **注意事项**　月经过多和孕妇忌用。

🛒 **选购**　以粗大、坚实、色红黄者为佳。

骨碎补

别名：肉碎补、石碎补

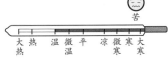

苦

肝经 归 肾经

大热 热 温 微温 平 凉 微寒 寒 大寒

活血祛瘀药·活血疗伤药

🏺 **功效**　活血续伤，补肾强骨。

📡 **来源**　为水龙骨科植物槲蕨或中华槲蕨的干燥根茎。

⏳ **用量**　煎服，10～15克。外用适量，研末调敷或鲜品捣敷，亦可浸酒擦患处。

➡️ **应用**

1. 用于跌打损伤或创伤

本品能活血散瘀、消肿止痛、续筋接骨，以其入肾治骨，能治骨折碎而得名，为伤科要药。治跌仆损伤，可单用本品，或配伍没药、自然铜等。

2. 用于肾虚之证

本品苦温入肾，能温补肾阳、强筋健骨，可治肾虚之证。

肾虚腰痛脚弱：配补骨脂、牛膝。

肾虚耳鸣、耳聋、牙痛：配熟地黄、山茱萸等。

肾虚久泻：可单用，亦可配补骨脂、益智、吴茱萸等，可温肾暖脾止泻。

⭐ **注意事项**　阴虚火旺、血虚风燥者慎用。

176

·破血消癥药·

别名：温莪术、蓬莪术

莪术

肝经 归 脾经

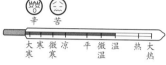

辛　苦

大寒　微寒　凉　平　微温　温　热　大热

🏵 **功效**　破血行气，消积止痛。

🎙 **来源**　为姜科植物蓬莪术或温郁金、广西莪术的干燥根茎。

⌛ **用量**　煎服，3～15克。外用适量。

↩ **应用**　**用于癥瘕积聚、经闭、心腹瘀痛等症**

本品能破血散瘀、消癥化积、行气止痛，适用于气滞血瘀、食积日久而成的癥瘕积聚以及气滞、血瘀、食停、寒凝所致的诸般痛证。并可治经闭腹痛。
胁下痞块：可配丹参、三棱、鳖甲、柴胡。
血瘀经闭、痛经：可配当归、红花、牡丹皮。
胸痹心痛：可配伍丹参、川芎。
体虚而瘀血久留不去：可配黄芪、党参等。
此外，本品既破血祛瘀，又消肿止痛，常与其他祛瘀疗伤药同用，治疗跌打损伤、瘀肿疼痛。

★ **注意事项**　孕妇及月经过多者忌用。

🛒 **选购**　以质坚实、气香者为佳。

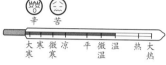

活血祛瘀药·破血消癥药

三棱

别名：京三棱、红蒲根、光三棱

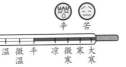

辛　苦

肝经 归 脾经

大热　温　微温　平　凉　微寒　大寒

功效　破血行气，消积止痛。

来源　为黑三棱科植物黑三棱的干燥块茎。

用量　煎服，3～10克。外用适量。

应用

用于癥瘕积聚及脘腹胀痛

本品苦泄辛散，既入血分，又入气分，能破血散瘀、消食化积、行气止痛。可用于跌打损伤、瘀肿疼痛，常与其他祛瘀疗伤药同用。所治病证与莪术基本相同，常相须为用。

胁下痞块：可配丹参、莪术、鳖甲、柴胡等。

血瘀经闭、痛经：常配当归、红花、牡丹皮等。

胸痹心痛：可配伍丹参、川芎。

体虚而瘀血久留不去：可配黄芪、党参等。

食积不化之脘腹胀痛：可配青皮、槟榔。

脾虚食积之脘腹胀痛：可配党参、茯苓、白术等补气健脾药。

★注意事项　孕妇及月经过多者忌用。

选购　以体重、质坚实、去净外皮、黄白色者为佳。

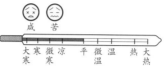

水蛭

别名：蚂蟥、马鳖、肉钻子

肝经
归

咸　苦

大寒　微凉　平　微温　温　热　大热
　　　寒　　　　　　　　　　　　　热

🌱 **功效**　破血通经，逐瘀消癥。

📡 **来源**　为水蛭科动物蚂蟥、水蛭或柳叶蚂蟥的干燥全体。

⏳ **用量**　煎服，1.5～3克；研末服，0.3～0.5克。

➥ **应用**　

用于血瘀经闭、瘀血内阻之证、跌打损伤

本品咸苦入血，破血逐瘀力强，主要用于血滞经闭、癥瘕积聚等，常与虻虫相须为用。亦常用于跌打损伤。

血瘀经闭、癥瘕积聚：常配三棱、莪术、桃仁、红花等；若兼体虚者，可配人参、当归等补益气血药。

瘀血内阻，心腹疼痛、大便不通：配大黄、牵牛子。

跌打损伤：可配苏木、自然铜等。

★ **注意事项**　孕妇及月经过多者忌用。

🛒 **选购**　以自然扁平纺锤形、背部稍隆起、腹面平坦、质脆易折断、断面呈胶质状、有光泽者为佳。

活血祛瘀药·破血消癥药

179

穿山甲

别名：川山甲、山甲、甲片、鳞片、鲮鲤甲

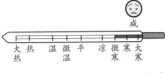

咸

大热 热 温 微温 平 凉 微寒 寒 大寒

肝经 归 胃经

🜨 **功效** 通经下乳，消肿排脓，活血消癥。

📡 **来源** 为鲮鲤科动物穿山甲的鳞甲。

⧖ **用量** 煎服，3～9克；或入散剂。外用适量，研末撒或调敷。

🖝 **应用**

用于经闭、乳汁不下、痈肿疮毒等症

本品能通经下乳，可用于经闭、风湿痹痛及气血壅滞之乳汁不下；能消肿排脓，使未成脓者消散，已成脓者速溃。

血瘀经闭：配当归、红花等。

风湿关节不利：配白花蛇、蜈蚣、羌活、独活。

乳汁不下：可单用，或配王不留行。

气血虚而乳稀少：可配黄芪、当归等。

痈肿初起：配金银花、天花粉、皂角刺。

脓成未溃者：配黄芪、当归、皂角刺。

瘰疬：配夏枯草、贝母、玄参。

此外，近来以本品治外伤出血、手术切口渗血及白细胞减少症，有止血和升白细胞的作用。

★ **注意事项** 气血虚弱、痈疽已溃者及孕妇禁服。

第十三节 化痰止咳平喘药

· 温化寒痰药 ·

别名：南星、白南星、山苞米、
蛇包谷、山棒子

天南星

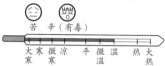

苦 辛（有毒）

大寒 微凉 平 微温 热 大
寒 寒 温 热

功效 燥湿化痰，祛风解痉；外用散结消肿。

来源 为天南星科植物天南星、异叶天南星或东北
天南星的干燥块茎。

用量 煎服，3～10克，多制用。外用适量。

应用

1. 用于湿痰、寒痰证

本品性温而燥，有较强的燥湿化痰之功。

湿痰阻肺，咳喘痰多、胸膈胀闷：常与半夏
相须为用，并配枳实、橘红。

热痰咳嗽：可配黄芩等。

2. 用于风痰眩晕、中风、癫痫、破伤风等症

本品善祛风痰而止痉厥，善治风痰证。

风痰眩晕：配半夏、天麻等。

癫痫：可配半夏、全蝎、僵蚕等。

此外，本品外用能消肿散结止痛。

**注意
事项** 阴虚燥痰者及孕妇忌用。

选购 以质坚硬、不易破碎、断面不平坦、白色、
粉性、气微辛、味麻辣者为佳。

半夏

别名：三叶半夏、三叶老、三步跳、麻玉果、燕子尾

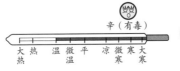

辛（有毒）

大热　热　温　微温　平　凉　微寒　寒　大寒

脾经　胃经　归　肺经

🜛 **功效** 燥湿化痰，降逆止呕，消痞散结；外用消肿止痛。

📡 **来源** 为天南星科植物半夏的干燥块茎。

⚖ **用量** 煎服，3～10克，一般宜制过用。外用适量。

↪ **应用**

1. 用于胃气上逆之恶心呕吐

半夏有良好的降逆止呕功效，可用于多种呕吐，在使用时应根据不同的症状进行不同的配伍。

胃寒呕吐：可配合生姜或藿香、丁香等。

胃热呕吐：可配合黄连、竹茹等。

妊娠呕吐：可配合灶心土等。

胃虚呕吐：可配合人参、白蜜。

2. 用于瘿瘤瘰疬、疮疡肿痛

半夏能化痰散结，可用于治疗痰湿结聚所致的瘿瘤、瘰疬痰核、阴疽肿痛，或痰气互结的梅核气等。

瘿瘤、瘰疬痰核：可配海藻、贝母等。

痈疽未溃：可用生半夏配生南星，研末，调醋外敷，有散结消肿的功效。

治梅核气：可配厚朴、紫苏等同用。

3. 用于痰多咳嗽

本品性燥，为治湿痰的要药，其所化之痰，以脾不化湿，聚而成痰者为主；因其性温，又可治寒痰。

痰湿壅滞之咳嗽气逆：配陈皮、茯苓等。

痰多咳嗽：配贝母。

寒痰：配白芥子、生姜等。

热痰：配瓜蒌、黄芩等。

风痰：配天南星等。

4. 用于胸脘痞闷、胸痹

半夏辛散温通、化痰、燥湿。

痰湿内阻之胸脘痞闷：可配陈皮、茯苓等。

寒热互结❶：可配黄芩、黄连、干姜等，可收辛开苦降、散结除痞的功效。

胸痹疼痛：配瓜蒌、薤白等。

结胸证：可与瓜蒌、黄连等同用。

📖 **附方** 二陈汤（《太平惠民和剂局方》）：半夏、橘红各15克，白茯苓9克，甘草4.5克，生姜3克，乌梅1个。水煎，去滓，温服。可燥湿化痰、理气和中，用于湿痰证。

★ **注意事项** 不宜与乌头类药材同用。其性温燥，阴虚燥咳、血证、热痰、燥湿者应慎用。

---

❶寒热互结，主要是指中气虚弱，寒热错杂，虚实并见。

白芥子

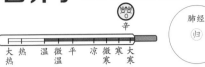

别名：辣菜子、苦芥子、白芥、芥菜籽

辛

大热 热 温 微温 平 凉 微寒 寒 大寒

肺经 归

🌱 **功效** 温肺化痰，利气，散结消肿。

📡 **来源** 为十字花科植物白芥的干燥成熟种子。

⏳ **用量** 煎服，3～6克。外用适量，研末调敷，或作发泡用。

↩ **应用** **用于寒痰壅滞、痰注肢体**

白芥子辛散温通而利气，既能祛寒痰壅滞于肺络，以治肺寒喘咳；又能祛寒饮滞留于胸膈，以治胸满胁痛；还能逐痰散结以消肿，可搜皮里膜外或筋骨间之痰结，以治流注阴疽等症。

痰多咳嗽：可配紫苏子、莱菔子。

痰涎停留胸膈：可配甘遂、大戟，用于豁痰除饮。

痰注肢体之关节疼痛：可配肉桂、没药、木香等。

阴疽流注：可配麻黄、肉桂、熟地黄、炮姜、鹿角胶、甘草等。

此外，本品捣烂外敷，有活血消肿、散寒逐饮的功效，可用于胸胁刺痛、寒痰哮喘之轻证。

★ **注意事项** 本品辛温走散，耗气伤阴，久咳肺虚及阴虚火旺者忌用；消化道溃疡、出血者及皮肤过敏者忌用。用量不宜过大。

别名：飞天蕊、金钱花、野油花、滴滴金、夏菊

旋覆花

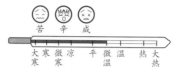

肺经　脾经
归
胃经　大肠经

苦　辛　咸

大寒　微凉　平　微温　热大
寒　　寒　　　　温　　　热

🌱 **功效**　降气行水化痰，降逆止呕。

📡 **来源**　为菊科植物旋覆花或欧亚旋覆花的干燥头状花序。

⏳ **用量**　煎服，3～10克；布包。

↪ **应用**　用于咳喘痰多、噫气呕吐

本品苦降辛开，降气化痰而平喘咳，消痰行水而除痞满。因其又善降胃气，可止呕噫。

寒痰咳嗽：常配紫苏子、半夏。

痰热咳喘：可配桑白皮、瓜蒌以清热化痰。

顽痰胶结，胸中满闷：可配海浮石、海蛤壳等以化痰软坚。

噫气呕吐，胃脘痞鞕：可配赭石、半夏、生姜等。

★ **注意事项**　阴虚劳嗽、津伤燥咳者忌用；又因本品有茸毛，易刺激咽喉作痒而致呛咳呕吐，故需布包入煎。

185

前胡

别名：罗鬼菜根、水前胡、野芹菜根、岩风根、南石防风

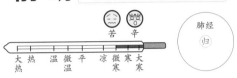

苦 辛

大热 热 温 微温 平 凉 微寒 寒 大寒

肺经 归

🌡 **功效** 降气化痰，疏散风热。

📡 **来源** 为伞形科植物白花前胡或紫花前胡的干燥根。

⚖ **用量** 煎服，6～10克；或入丸、散。

↪ **应用** 用于痰热咳喘、风热咳嗽

前胡辛散苦降，稍有散风之力，长于降气化痰。因其性寒清热，可用于痰热咳喘，又因其疏散风热、宣发肺气，故又用于风热咳嗽。

咳喘胸满、咳痰黄稠量多：常配杏仁、桑白皮、贝母等药。

湿痰、寒痰证：常与白前相须为用。

外感风热，身热头痛、咳嗽痰多：常配桑叶、牛蒡子、桔梗等。

风寒咳嗽：可配辛温发散、宣肺之品，如荆芥、紫苏等。

★ **注意事项** 《本草经疏》："不可施诸气虚血少之病。凡阴虚火炽，煎熬真阴，凝结为痰而发咳喘；真气虚而气不归元，以致胸胁逆满；头痛不因于痰，而因于阴血虚；内热心烦，外现寒热而非外感者，法并禁用。"

别名：符蒮、白药、利如、卢茹、
房图、荠苨、大药

桔 梗

肺经
归

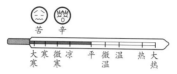

苦 辛

大寒　微凉　平　微温　热　大热
寒　寒　　　温

🜨 **功效**　宣肺，祛痰，利咽，排脓。

📡 **来源**　为桔梗科植物桔梗的干燥根。

⌛ **用量**　煎服，3～10克；或入丸、散。

➡️ **应用**　**用于咳嗽痰多、咽喉肿痛、肺痈**

桔梗辛散苦泄，善宣通肺气、祛痰排脓。如
外感咳嗽，常配合解表药同用。

外感风寒：可配荆芥、防风、紫苏叶、杏仁等。

外感风热：可配前胡、牛蒡子、菊花、桑叶等。

咽喉肿痛、声音嘶哑：可配牛蒡子、甘草、
山豆根、射干等。

肺痈：可配生薏苡仁、冬瓜子、桃仁、鲜芦
根、鱼腥草等。

咽喉疼痛：可配板蓝根、牛蒡子、马勃、僵
蚕、甘草等。

⭐ **注意
事项**　本品性升散，凡气机上逆之呕吐、呛咳、眩
晕、阴虚火旺之咯血者不宜用，胃、十二指
肠溃疡者慎服。用量过大易致恶心呕吐。

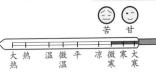

川贝母

苦 甘

大热 温 微热 平 凉 微寒 大寒

肺经 归 心经

化痰止咳平喘药·清化热痰药

🪷 **功效** 清热化痰，润肺止咳，散结消肿。

🏵 **来源** 为百合科植物川贝母、暗紫贝母或棱砂贝母等的干燥鳞茎。

⌛ **用量** 煎服，3～10克；研末服，1～2克。

➴ **应用** **用于肺热燥咳、瘰疬、乳痈、肺痈**

本品性寒味微苦，能清肺热化痰，又味甘质润，能润肺止咳，尤适于内伤久咳以及燥痰、热痰之证。本品又能清化郁热、消肿散结，还可用于瘰疬、乳痈、肺痈。

肺阴虚劳嗽、久咳有痰：常配沙参、麦冬等。

肺热、肺燥咳嗽：常配知母。

痰火郁结之瘰疬：常配玄参、牡蛎等。

热毒壅结之乳痈、肺痈：常配蒲公英、鱼腥草等。

★ **注意事项** 不宜与乌头类药材同用。脾胃虚寒及有湿痰者不宜用。

🛒 **选购** 川贝母商品主要有松贝、青贝、炉贝三类。松贝以质坚实、颗粒均匀整齐、顶端不开裂、色洁白、粉性足者为佳；青贝以粒小均匀、色洁白、粉性足者为佳；炉贝以质坚实、色白者为佳。

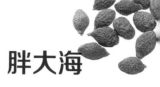

别名：大海、大海子、
　　　大洞果、大发

胖大海

肺经　归　大肠经

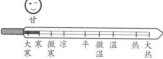

甘

大寒　寒　微寒　凉　平　微温　温　热　大热

🌸 **功效**　清肺化痰，利咽开音，润肠通便。

🌿 **来源**　为梧桐科植物胖大海的干燥成熟种子。

⌛ **用量**　2～4 枚，沸水泡服或煎服。

👉 **应用**

1. 用于肺热声哑、咽喉疼痛、咳嗽

本品甘寒质轻，能清宣肺气、化痰利咽开音。
常单味泡服，亦可配桔梗、甘草等同用。

2. 用于燥热便秘、头痛目赤

本品能润肠通便、清泄火热，可单味泡服，
或配清热泻下药以增强药效。

⭐ **注意事项**　脾虚寒泻者慎服；感冒者禁用。

🛒 **选购**　以颗粒大而结实、外皮皱纹细密、色棕黄带
微青者为佳。

化痰止咳平喘药·清化热痰药

189

杏仁

别名：杏核仁、杏子、木落子、
苦杏仁、杏梅仁、杏、甜梅

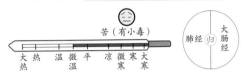

苦（有小毒）

大热　热　温　微温　平　凉　微寒　寒　大寒

归　肺经　大肠经

功效 止咳平喘，润肠通便。

来源 为蔷薇科植物杏、山杏等的干燥种仁。

用量 煎服，3～10克，宜打碎入煎；或入丸、散。

应用

1. 用于咳嗽气喘

杏仁苦泄降气而止咳，故可用于咳嗽、气喘等症，常与麻黄、甘草，或贝母、前胡等配伍应用。

2. 用于肠燥便秘

本品质润多油，故又有润肠通便之功，应用时可与火麻仁、瓜蒌仁等润肠药配伍。

★注意事项 阴虚咳喘及大便溏泻者忌用。本品有小毒，用量不宜过大；婴儿慎用。

选购 以颗粒均匀、饱满肥厚、味苦、不发油者为佳。

别名：黑苏子、野麻子、铁苏子

紫苏子

肺经
归

辛

大寒　寒　微寒　凉　平　微温　温　热　大热

🪴 **功效** 降气化痰，止咳平喘，润肠通便。

📡 **来源** 为唇形科植物紫苏的干燥成熟果实。

⏳ **用量** 煎服，5～10克；煮粥食或入丸、散。

↪ **应用**

1. 用于痰壅气逆之咳嗽气喘

紫苏子利膈而消痰，质润而不燥，善能降气定喘，故适用于咳嗽痰喘，常与莱菔子、白芥子配伍；也可与前胡、厚朴、陈皮、半夏等同用。可视病情需要，适当选用配伍药物。

2. 用于肠燥便秘

本品质润多油，故有滑肠通便的功效，适用于肠燥便秘，可与火麻仁、瓜蒌仁、杏仁等同用。

★ **注意事项** 阴虚喘咳及脾虚便溏者慎用。

🛒 **选购** 以颗粒饱满、均匀、灰棕色、无杂质者为佳。

百部

别名：百条根、百部草、闹虱药、
药虱药

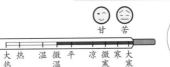

甘　苦

大热　热　温　微温　平　凉　微寒　大寒

肺经
归

功效　润肺止咳，杀虫灭虱。

来源　为百部科植物蔓生百部、直立百部或对叶百部等的干燥块根。

用量　煎服，5～15克。外用适量。久咳虚嗽宜蜜炙用。

应用

1. 用于肺痨咳嗽

本品为治肺痨咳嗽的要药，且能用于一般咳嗽，尤以久咳为良，用治顿咳，也有很好疗效。临床常与紫菀、款冬花、黄芩、白及等同用。

2. 用于蛲虫病、头虱、体虱

蛲虫病：可每天用生百部30克，加水煎取浓汁30毫升，在晚上9～10时做保留灌肠，连用5天为一疗程。

头虱、体虱：用本品制为20%的醇（70%）浸液或50%的水煎液涂擦，对人畜的头虱、体虱及虱卵都有强烈的杀灭力。此外，并可用于杀灭农作物虫害。

★注意事项　《得配本草》："热嗽、水亏火炎者禁用。"

选购　以粗壮、肥润、坚实、色白者为佳。

别名：青菀、返魂草根、夜牵牛、紫菀茸

紫菀

肺经
归

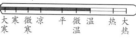

苦 辛

大寒 寒 微寒 凉 平 微温 温 热 大热

🏵 **功效** 润肺下气，消痰止咳。

📡 **来源** 为菊科植物紫菀的干燥根及根茎。

⌛ **用量** 煎服，5～10克。外感暴咳生用，肺虚久咳蜜炙用。

↪ **应用**

1. 用于祛痰

本品辛散苦泄，祛痰作用较强，而止咳的力量较弱。它性温而不燥烈，不论肺寒、肺热，只要是咳嗽有痰、咳吐不畅者，不论新病、久病，皆可配用。

2. 用于止咳

紫菀气温而不热，质润而不燥，故对咳嗽之症，不论外感或内伤、寒嗽或热咳，皆可应用，为化痰止咳之要药。

咳嗽气逆、咳痰不爽：可配白前、桔梗、甘草等。

肺虚久咳、痰中带血：常配款冬花、川贝母、麦冬、阿胶等。

★ **注意事项** 有实热者忌服。

🛒 **选购** 以根长、色紫、质柔韧、去净茎苗者为佳。

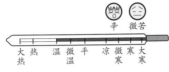

款冬花

别名：冬花、款花、看灯花、艾冬花、九九花

辛　微苦

大热　热　温　微温　平　凉　微寒　寒　大寒

肺经
归

🌱 **功效**　润肺下气，止咳化痰。

📡 **来源**　为菊科植物款冬的干燥花蕾。

⚖ **用量**　煎服，5～10克。

◁ **应用**　**用于咳嗽气喘、肺虚久咳**

款冬花有较好的化痰止咳作用，在用治咳喘或久咳之时，往往与紫菀同用，可收消痰下气之效。因其性温，故较宜于寒嗽。

款冬花与紫菀两药功效相近，都能化痰止咳，故在临床应用上常配合使用。但款冬花的止咳作用较强，而祛痰作用较弱；紫菀正好与它相反。

★ **注意事项**　①《本草经集注》："杏仁为之使。得紫菀良。恶皂荚、硝石、玄参。畏贝母、辛夷、麻黄、黄芩、黄连、黄芪、青葙。"

②《本草崇原》："肺火燔灼，肺气焦满者不可用。"

③《本经逢原》："阴虚劳嗽禁用。"

🛒 **选购**　以朵大、色紫红、无花梗者为佳。

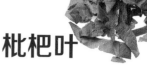

别名：巴叶、杷叶

枇杷叶

肺经 归 胃经

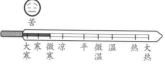

苦

大寒　微凉　平　微温　热　大
　　寒　寒　　　　温　　　热

🜨 **功效**　清肺止咳，降逆止呕。

📡 **来源**　为蔷薇科植物枇杷的干燥叶。

⧗ **用量**　煎服，5～10克。

↩ **应用**

1. 用于肺热咳嗽、气逆喘急

枇杷叶能清泄肺热而化痰下气，用于肺热咳嗽、气逆喘急等症，可与桑白皮、杏仁、马兜铃等同用。

2. 用于呕吐呃逆、口渴

本品有清泄苦降之功，故可和胃降逆而止呕呃，用于呕吐呃逆、口渴等症。
呕吐呃逆：常配半夏、白茅根、竹茹等。
口渴：可配鲜芦根、麦冬、天花粉等。

★ **注意事项**　《本草经疏》："胃寒呕吐及肺感风寒咳嗽者，法并忌之。"

🛒 **选购**　以叶大、色灰绿、不破碎者为佳。

白果

别名：灵眼、佛指甲、佛指柑

甘　苦　涩（有毒）

大热　热　温　微温　平　凉　微寒　寒　大寒

肺经　归肾经

🜚 **功效**　敛肺定喘，止带缩尿。

📍 **来源**　为银杏科植物银杏的干燥成熟种子。

⚖ **用量**　煎服，5～10克，捣碎。

➠ **应用**

1. 用于咳嗽痰多气喘

白果能敛肺止咳而定痰喘，适用于咳嗽气急较剧的病症，在临床上常与麻黄、甘草等药配伍，用治哮喘痰咳等；如兼有肺热现象，可再加桑白皮、黄芩等清肺药品。

2. 用于白带、白浊及小便频数

白果长于固涩，故可止带浊、缩小便，常与芡实、莲肉等配伍同用。

★ **注意事项**　有实邪者忌服。本品有毒，不可多用，小儿尤当注意。过食白果可致中毒，出现腹痛、吐泻、发热、发绀以及昏迷、抽搐，严重者可致呼吸麻痹而死亡。

🛒 **选购**　以外壳白色、种仁饱满、里面色白者佳。

化痰止咳平喘药·止咳平喘药

第十四节 安神药

·重镇安神药·

别名：丹粟、丹砂、赤丹、汞沙、辰砂

朱 砂

甘（有毒）

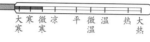

| 大寒 | 微寒 | 凉 | 平 | 微温 | 温 | 热 | 大热 |

功效 清心镇惊，安神解毒。

来源 为硫化物类矿物辰砂族辰砂。

用量 内服，只宜入丸、散服，每次 0.1 ～ 0.5 克；不宜入煎剂。外用适量。

应用

1. 用于神志不安

本品能镇定心神，适用心悸怔忡、失眠、惊痫等神志不安之症。
心火亢盛、心烦不寐：可配黄连、磁石等。
高热神昏：可配牛黄、麝香等。
痰热惊痫：可配天竺黄、胆南星等。

2. 用于疮毒肿痛、口舌生疮、咽喉肿痛

朱砂外用具有解毒功能。
疮毒肿痛：配雄黄、山慈菇、麝香、千金子等；
口舌生疮、咽喉肿痛：配冰片、硼砂、玄明粉等。

★注意事项 本品有毒，内服不可过量或持续服用，孕妇及肝功能不全者禁服。入药只宜生用，忌火煅。

选购 以色红鲜艳、有光泽、微透明、无杂质者为佳。

磁 石

别名：玄石、磁君、慈石、处石、元武石、吸铁石、摄石、铁石

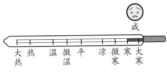

咸

大热 热 温 微温 平 凉 微寒 寒 大寒

心经 肝经 归 肾经

安神药·重镇安神药

功效 镇惊安神，平肝潜阳，聪耳明目，纳气平喘。

来源 为氧化物类矿物尖晶石族磁铁矿的矿石。

用量 煎服，15～30克；入丸、散，每次1～3克。

应用

1. 用于各种神志不安

磁石重镇安神，且有益肾平肝的功能，常与朱砂配合应用，可治心悸怔忡、失眠、惊痫等神志不安症。

2. 用于头晕目眩、耳鸣目糊

磁石有平肝潜阳、养肾明目之功，可用于眼目昏糊、耳鸣耳聋，以及肝肾阴虚、浮阳上越引起的头晕目眩等症。

头晕目眩：可配龙骨、牡蛎等。

肾虚目视不明：可配朱砂、六神曲等。

肾虚引起的耳鸣、耳聋：可配熟地黄、山茱萸、五味子等。

★注意事项 因吞服后不易消化，如入丸、散，不可多服。脾胃虚弱者慎用。

选购 以黑色、有光泽、吸铁能力强者为佳。

别名：五花龙骨

龙骨

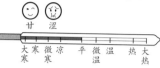

甘　涩

大寒　微凉　平　微温　热　大热
　寒　寒　　　温

🌱 **功效**　镇惊安神，平肝潜阳，收敛固涩。

📡 **来源**　为古代大型哺乳类动物象类、三趾马类、犀类、鹿类、牛类等骨骼的化石。

⏳ **用量**　煎服，15～30克；宜先煎。外用适量。

➡️ **应用**

1. 用于神志不安、头晕目眩

龙骨能重镇安神，为临床所常用，又有平肝潜阳之功，还适用于肝阴不足、虚阳上越所引起的头目昏花等症。

失眠、惊痫：常配酸枣仁、茯苓、远志等。

头目昏花：可配牡蛎、白芍等。

2. 用于多种体虚滑脱之证

龙骨重镇安神之功不如朱砂、磁石，收敛固涩却是它的特长，可治疗遗精、崩漏、虚汗、泄泻等症。

崩漏、带下：常配牡蛎、海螵蛸等。

表虚自汗：可配黄芪、白芍等。

⭐ **注意事项**　湿热积滞者不宜使用。

🛒 **选购**　以质脆、分层、有五色花纹、吸湿力强者为佳。

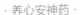

· 养心安神药 ·

酸枣仁

别名：枣仁、酸枣核

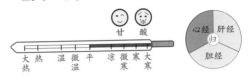

甘 酸

大热 热 温 微温 平 凉 微寒 寒 大寒

归 心经 肝经 胆经

功效 养心益肝，宁心安神，敛汗。

来源 为鼠李科植物酸枣的干燥成熟种子。

用量 煎服，9～15克。研末吞服，每次1.5～2克。

应用

1. 用于虚烦失眠、心悸怔忡等症

本品味酸性平，功能养心益肝，为治虚烦不眠的要药。主要用于血虚不能养心或虚火上炎出现的心悸失眠等症，常与茯苓、柏子仁、丹参、熟地黄等同用。

2. 用于虚汗

本品有收敛止汗的功能，治虚汗可与牡蛎、浮小麦等同用。

★注意事项 凡有实邪郁火者及滑泄者慎服。

选购 以粒大饱满、外皮紫红色、无核壳者为佳。

安神药·养心安神药

别名：柏实、柏子、柏仁、侧柏子

柏子仁

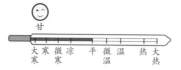

心经 肾经
归
大肠经

☺
甘

大寒　微凉　平　微温　热　大
　寒　寒　　　　温　　　　　热

🌱 **功效**　养心安神，润肠通便。

📡 **来源**　为柏科植物侧柏的干燥成熟种仁。

⏳ **用量**　煎服，10 ～ 20 克。

➡ **应用**　**用于虚烦失眠、肠燥便秘**

本品滋养阴血，能养心安神，质地滋润，
有润肠之功，常用于虚烦不眠，以及阴虚、
年老、产后等肠燥便秘之症。

血不养心、虚烦不眠：常配酸枣仁、生地
黄等。

肠燥便秘：多配火麻仁、核桃肉等。

★ **注意
事项**　便溏及多痰者慎用。

🛒 **选购**　以粒饱满、黄白色、油性大而不泛油、无皮
壳杂质者为佳。

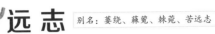

远志

别名：葽绕、蕀蒬、棘菀、苦远志

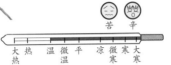

苦 辛

大热 热 温 微温 平 凉 微寒 寒 大寒

心经 肾经 归 肺经

🔑 **功效** 安神益智，交通心肾，祛痰，消肿。

📡 **来源** 为远志科植物远志或卵叶远志的干燥根。

⌛ **用量** 煎服，3～10克。外用适量。化痰止咳宜炙用。

➡️ **应用**

用于痰迷神昏、惊悸、失眠等症

本品能豁痰开窍、宁心安神，常用于痰迷神昏、咳嗽痰多、惊悸、失眠等症。

痰迷神昏：常配菖蒲、郁金等。

咳嗽、咳痰不爽：常配杏仁、贝母、紫菀等。

失眠、惊悸：常配酸枣仁、茯苓等。

此外，本品还可用治疮痈初起，用远志15～30克，隔水蒸软，加少量黄酒，捣烂外敷患处，有消痈之功。

⭐ **注意事项** 凡实热或痰火内盛者，以及有胃溃疡或胃炎者慎用。

🛒 **选购** 以质脆易断，断面黄白色、较平坦，微有青草气，味苦微辛，有刺喉感者为佳。

第十五节 平肝息风药

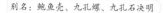
· 平抑肝阳药 ·

别名：鲍鱼壳、九孔螺、九孔石决明

石决明

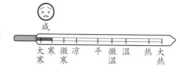

功效 平肝潜阳，清肝明目。

来源 为鲍科动物杂色鲍、皱纹盘鲍、羊鲍、澳洲鲍、耳鲍或白鲍的贝壳。

用量 煎服，6 ～ 20 克；应打碎先煎。

应用 ┃用于头晕目眩、视物昏花┃

本品咸寒清热，质重潜阳，专入肝经，而有清泄肝热、镇潜肝阳、利头目之功效，为凉肝、镇肝之要药。

本品又能清肝火而明目退翳，可治疗肝火上炎之目赤肿痛、风热目赤、翳膜遮睛、目生翳障、青盲雀目等症。

★注意事项 脾胃虚寒者慎服，消化不良、胃酸缺乏者禁服。

选购 七孔、九孔者良，十孔以上者不佳。

珍珠母

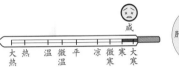

别名：珠牡、珠母、真珠母、明珠母

咸

大热 热 温 微温 平 凉 微寒 寒 大寒

肝经 归 心经

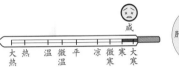

🌱 **功效** 平肝潜阳，安神定惊，明目退翳。

📡 **来源** 为蚌科动物三角帆蚌、褶纹冠蚌或珍珠贝科动物马氏珍珠贝的贝壳。

⏳ **用量** 煎服，10～25克；应打碎先煎。或入丸、散剂。外用适量。

👉 **应用** 　用于头晕目眩、惊悸失眠、视物昏花

本品咸寒入肝经，有平肝潜阳、清泻肝火的作用，适用于肝阴不足、肝阳上亢所致的头痛眩晕、耳鸣、心悸失眠等症。

此外，本品还有镇惊安神之功，可用于惊悸失眠、心神不宁；因其性寒清热，亦可清肝明目。

⭐ **注意事项** 脾胃虚寒者、孕妇慎用。

🛒 **选购** 以片大、色白、酥松而不碎者为佳。

平肝息风药·平抑肝阳药

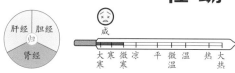

别名：左牡蛎、海蛎子壳、左壳

牡 蛎

肝经 | 胆经
归
肾经

咸

大寒　寒　微寒　微凉　平　微温　温　热　大热

平肝息风药·平抑肝阳药

✚ **功效**　重镇安神，潜阳补阴，软坚散结，煅牡蛎收敛固涩，制酸止痛。

💧 **来源**　为牡蛎科动物长牡蛎、大连湾牡蛎或近江牡蛎的贝壳。

⏳ **用量**　煎服，9～30克；应打碎先煎。外用适量。

➼ **应用**

1. 用于肝阳上亢之头晕目眩

本品咸寒质重，入肝经，有平肝潜阳、益阴之功。用治水不涵木，阴虚阳亢之头目眩晕、烦躁不安、耳鸣者，常与龙骨、龟甲等同用。

2. 用于痰火郁结之证

本品味咸，可软坚散结，用治痰火郁结之痰核、瘰疬、瘿瘤等，以及癥瘕积聚。
痰核、瘰疬、瘿瘤：常配浙贝母、玄参等。
气滞血瘀之癥瘕积聚：常配鳖甲、丹参、莪术等。

3. 用于心神不安、惊悸失眠

本品质重能镇，有安神之功效，还用治心神不安、惊悸怔忡、失眠多梦。

★ **注意事项**　本品多服久服，易引起便秘和消化不良。

🛒 **选购**　以个大、整齐、里面光洁者为佳。

·息风止痉药·

羚羊角 别名：冷角

咸

大热 温 微 平 凉 微 寒 大
热 温 微 寒 寒

肝经 归 心经

🌱 **功效** 平肝息风，清肝明目，散血解毒。

📡 **来源** 为牛科动物赛加羚羊的角。

⏳ **用量** 煎服，1～3克；宜单煎2小时以上。磨汁或研粉服，每次0.3～0.6克。

➡️ **应用** **用于惊痫抽搐、头晕目眩、热毒发斑等症**

本品平肝息风的功效颇佳，是治疗肝风内动、惊痫抽搐的要药。因能清热，可治热病高热；能平肝阳，可用于肝阳上亢证之头晕目眩；能清肝火，可治肝火上炎引起的目赤肿痛；能清热解毒，可用于温热病。

热病高热、热极生风：可配菊花、桑叶、鲜生地黄、白芍、钩藤等。

肝阳上亢之头晕目眩：可配菊花、石决明等。

肝火上炎之目赤头痛：常配龙胆、黄芩等。

高热神昏、狂妄躁动：常配犀角、黄连等。

⭐ **注意事项** 本品性寒，脾虚慢惊者忌服。

🛒 **选购** 以质嫩、色白、光润、有血丝裂纹者为佳。

牛 黄

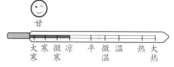

甘

大寒　寒　微寒　凉　平　微温　温　热　大热

平肝息风药·息风止痉药

🌱 **功效**　清心，豁痰，开窍，凉肝，息风，解毒。

📡 **来源**　为牛科动物牛的干燥胆结石。

⏳ **用量**　0.15～0.35 克，多入丸、散用。外用适量，研末敷患处。

📖 **应用**　**用于热病神昏、小儿惊风、口舌生疮等症**

本品能清心祛痰、开窍醒神，故可治温热病；因其有凉肝、息风止痉之功，常用治小儿急惊风、癫痫；牛黄性凉，为清热解毒之良药，用治火毒郁结之口舌生疮、咽喉肿痛、牙痛。

小儿惊风之壮热神昏、惊厥抽搐：可配朱砂、全蝎、钩藤等。

火毒郁结之口舌生疮、咽喉肿痛、牙痛：常配黄芩、雄黄、大黄等。

⭐ **注意事项**　非实热证者不宜用；孕妇慎用。

🛒 **选购**　以表面光泽细腻、质轻松脆、断面层纹薄而齐整、无白膜、味先苦后甘、清香而凉者为佳。

天 麻

别名：赤箭、木浦、明天麻、定风草根、白龙皮

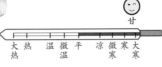

甘

肝经
归

大热 热 温 微温 平 凉 微寒 寒 大寒

功效 息风止痉，平抑肝阳，祛风通络。

来源 为兰科植物天麻的干燥块茎。

用量 煎服，3～10克。研末冲服，每次1～1.5克。

应用

用于头晕目眩、惊痫抽搐、肢体麻木等症

本品主要功用为平肝息风，不仅是治眩晕的要药，也是治疗肝风内动的要药，可用于热病动风、惊痫抽搐等症。此外，天麻还可祛风止痛，用于肢体麻木等症。

肝阳上亢之眩晕：可配钩藤、石决明等。

风痰为患引起的眩晕：可配半夏、白术、茯苓等。

高热动风、惊痫抽搐、角弓反张：常配钩藤、全蝎等。

肢体麻木、手足不遂：可配当归、牛膝等。

注意事项 血虚、阴虚者慎用。

选购 以色黄白、半透明、肥大坚实者为佳。

平肝息风药·息风止痉药

208

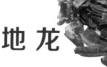

别名：蚯蚓、曲蟮、曲虫、
土蟺、赤虫

地龙

肝经 脾经
归
膀胱经

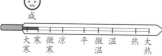

咸

大寒　微凉　平微温　热大
寒　　寒　　　温　　　　热

🜨 **功效**　清热定惊，通络，平喘，利尿。

📡 **来源**　为钜蚓科动物参环毛蚓等的干燥体。

⧗ **用量**　煎服，5～10克。鲜品10～20克。研末吞服，每次1～2克。外用适量。

应用　**用于高热抽搐、哮喘、小便不利等症**

本品能清热息风，可治高热抽搐；能通利经络，常与祛风、活血药同用，治风湿痹痛、半身不遂；又能利尿，还可用于小便不利、水肿等症。

热病高热、惊痫抽搐：可配朱砂，也可配全蝎、钩藤、僵蚕等。

风湿痹痛：可配川乌、草乌、天南星等。

半身不遂：可配当归、川芎等。

哮喘偏于热证者：可研末单用，也可配麻黄、杏仁。

热结膀胱之小便不利：可配利水药，如车前子、冬瓜皮等。

★ **注意事项**　地龙口服用量过大可致中毒。胃呆纳少者不宜多用。

全蝎

别名：钳蝎、全虫、蝎子、茯背虫

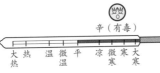

辛（有毒）

大热　热　温　微温　平　凉　微寒　寒　大寒

肝经
归

🜋 **功效** 息风镇痉，通络止痛，攻毒散结。

📡 **来源** 为钳蝎科动物东亚钳蝎的干燥体。

⏳ **用量** 煎服，3～6克；研末入丸、散，每次0.5～1克；蝎尾用量为全蝎的1/3。外用适量，研末掺、熬膏或油浸涂敷。

应用 ▍用于惊痫抽搐、破伤风等症▍

本品息风镇痉力强，所治疾病以实证为主，常配蜈蚣、僵蚕等同用；能祛风止痛，对头痛、风湿痛等症，单味吞服，亦能奏效；有解毒散结之功，可用于疮痈肿痛。

高热动风：可配具清热解毒之功的羚羊角、大青叶、黄连等。

破伤风：可配麝香、朱砂等。

口眼㖞斜：可配白附子、僵蚕等。

疮痈肿痛：常配栀子、黄蜡等，制膏外敷。

★ **注意事项** 血虚生风者及孕妇禁服。

别名：百足虫、千足虫、
金头蜈蚣、百脚

蜈蚣

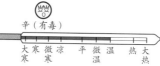

肝经
归

辛（有毒）

大寒　微寒　凉　平　微温　温　热　大热

🜨 **功效**　息风镇痉，通络止痛，攻毒散结。

📡 **来源**　为蜈蚣科动物少棘巨蜈蚣的干燥体。

⧗ **用量**　煎服，3～5克；研末，0.5～1克；或入丸、
散。外用适量，研末撒、油浸或研末调敷。

⟿ **应用**　**用于急慢惊风、疮疡肿毒等症**

蜈蚣能通经络而息肝风，肝风除而痉厥自止，
可用于急慢惊风、破伤风；能解毒，可用治
疮疡肿毒、瘰疬溃烂等症；又能止痛、解蛇
毒，可用于风湿痛及毒蛇咬伤。
痉挛抽搐、角弓反张[1]：常配全蝎、钩藤、
僵蚕等药。
小儿秃疮：以本品和盐进油，取油擦。
瘰疬溃烂：配以茶叶末同敷。

★ **注意
事项**　本品有毒，用量不宜过大。血虚生风者及孕
妇禁服。

🛒 **选购**　以身干、条长、头红、足红棕色、身黑绿、
头足完整者为佳。

---

[1] 角弓反张，头和下肢后弯而躯干向前成弓形的状态，是风病或热极
动风的一种症状。可见于惊风、破伤风及多种病因所致的脑炎、脑膜
炎等。

第十六节 开窍药

麝香

别名：原麝香、香脐子、寸草、麝脐香、臭子

辛

大热　热　温　微温　平　凉　微寒　寒　大寒

心经　归脾经

开窍药

🌱 **功效**　开窍醒神，活血通经，消肿止痛。

📡 **来源**　为鹿科动物林麝、马麝或原麝成熟雄体香囊中的干燥分泌物。

⚖ **用量**　入丸、散，每次 0.03 ～ 0.1 克。外用适量。不宜入煎剂。

➡ **应用**　**用于神志昏迷、经闭、胎死腹中**

麝香开窍力强，适用于邪蒙心窍、神志昏迷等症；能活血通经，可用于痈疽疮疡、跌扑损伤、经闭等症；还可用于胎死腹中、胞衣不下等症。

中风痰厥、气厥等卒然昏迷：常配冰片、牛黄等，加强辛散走窜、开窍回苏的作用。

痈疽疮疡：可配解毒消肿药，如雄黄、蟾酥等。

经闭、癥瘕及痹痛等症：可配活血行瘀药，如赤芍、丹参、乳香、没药等。

催生：常与肉桂配伍同用。

★ **注意事项**　孕妇禁用。

🛒 **选购**　以质柔软、有油性、当门子多、香气浓烈者为佳。

别名：合成龙脑、梅片、艾粉、结片

冰片

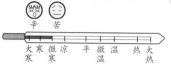

大寒 微凉 平 微温 热 大
　寒　寒　　温　　　热

🏵 **功效** 开窍醒神，清热止痛。

📍 **来源** 为龙脑香科植物龙脑香的树脂和挥发油加工品提取获得的结晶。

⏳ **用量** 入丸、散，每次0.15～0.3克。外用适量，研粉点敷患处。不宜入煎剂。

开窍药

💬 **应用** **用于神昏痉厥、疮疡疥癣等症**

本品开窍回苏的功效类似麝香，但作用稍逊，用治窍闭神昏，两药往往配伍应用。主要用于温热病神昏痉厥，以及中风痰厥、气厥等内闭证。本品外用有消肿止痛、防腐止痒之效，中医外科、喉科、伤科、眼科等外用方中多有配用此药。

牙龈肿痛、咽喉红肿疼痛、口疮：配硼砂、玄明粉；

鼻塞流涕：用少量冰硼散吹鼻，可通鼻塞。

📋 **附方** 冰硼散（《外科正宗》）：冰片5克，硼砂（煅）50克，朱砂6克，玄明粉50克，朱砂水飞，余药研细末，清热解毒，消肿止痛。吹敷患处，每次少量，一日数次。

⭐ **注意事项** 孕妇慎用。

🛒 **选购** 以片大而薄、色洁白、质松、气清香纯正者为佳。

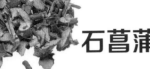

石菖蒲

别名：菖蒲叶、山菖蒲、水剑草、香菖蒲、药菖蒲

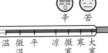

辛　苦

大热　热　温　微温　平　凉　微寒　寒　大寒

心经　归　胃经

🌱 **功效** 开窍豁痰，醒神益智，化湿开胃。

🌱 **来源** 为天南星科植物石菖蒲的干燥根茎。

⌛ **用量** 煎服，3～10克。鲜品加倍。

➡ **应用** ▎**用于神志昏迷、胸腹胀闷等症**

本品开窍醒神，主要用于痰湿蒙蔽清窍，或高热引起的神昏，以及癫狂、阿尔茨海默病等症；还可化湿浊而和中，用于胸腹胀闷及噤口痢等症。

痰浊壅闭之神志昏迷、舌苔厚腻：常配鲜竹沥、郁金、制半夏等。

癫狂、阿尔茨海默病：常配远志、茯苓、龙齿等。

湿阻脾胃之胸腹满闷作痛：可配陈皮、厚朴等。

噤口痢：可配石莲子、黄连等。

★ **注意事项** 阴虚阳亢、烦躁汗多、咳嗽、吐血、精滑者慎服。

🛒 **选购** 以条长、粗肥、断面类白色、纤维性弱者佳。

第十七节 补虚药 ·补气药·

别名：西洋人参、洋参、西参、花旗参、广东人参

西洋参

归 心经 肾经 肺经

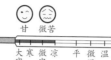

甘 微苦

大寒 微凉 平 微温 热 大热
寒 寒 温

功效 补气养阴，清热生津。

来源 为五加科植物西洋参的干燥根。

用量 3～6克，另煎兑入汤剂服。

应用

1. 用于气阴两伤、肺气虚及肺阴虚证

本品亦能补益元气，但作用弱于人参，其药性偏凉，兼能清热养阴生津。适用于热病或大汗、大泻、大失血等耗伤元气及阴津者。还能补肺气、养肺阴、清肺火，适用于火热耗伤肺脏气阴所致短气喘促、咳嗽痰少，或痰中带血等，多与玉竹、麦冬等配伍。

2. 用于热病气虚津伤口渴、消渴

本品还能清热，适用于热伤气津所致身热汗多、口渴心烦等，多与西瓜翠衣、竹叶、麦冬同用。

注意事项 不宜与藜芦同用。

选购 以条匀、质硬、体轻、表面横纹紧密、气清香、味浓者为佳。

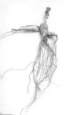

人参

甘　微苦

大热　温　微　平　凉　微　寒　大
　热　　　温　　　寒　　寒

脾经　肺经
　　归
心经　肾经

⚕ 功效　大补元气，复脉固脱，补脾益肺，生津养血，安神益智。

📡 来源　为五加科植物人参的干燥根。

⌛ 用量　3～9克，另煎兑入汤剂服。野山参若研粉吞服，每次2克，每日2次。

↪ 应用

1. 用于气虚欲脱

人参可大补元气，所以常用于气虚欲脱之症。临床上如遇气息短促、汗出肢冷、脉微细，或大量失血引起的虚脱等危急的证候，可单用一味人参煎服，以补气固脱；如阳气衰微，又可与附子等同用，以益气回阳。

2. 用于脾胃虚弱之纳呆、腹胀、泄泻等，倦怠乏力

人参能鼓舞脾胃元气，为治疗脾胃虚弱之证的要药。

倦怠乏力、气虚脱肛：常配黄芪、白术等。
纳呆、腹胀、泄泻等：可配白术、茯苓、山药、莲肉、砂仁等。

3. 用于肺虚气喘

肺气虚则呼吸短促、行动乏力、动辄气喘。本品能补肺气，可用于肺虚气喘，常与蛤蚧、核桃肉等同用。

4. 用于消渴、热病耗伤津液

人参能生津止渴。

消渴：可配生地黄、天花粉等。

热病耗伤津液而身热口渴者：可配清热泻火药，如石膏、知母等。

热伤气阴，口渴汗多、气虚脉弱者：可配麦冬、五味子等。

5. 用于神志不安、失眠

人参能益心气、安心神，为心悸怔忡、失眠健忘等属于气血两亏、心神不安之证的要药。常与养血安神药，如酸枣仁、龙眼肉、当归等同用。

📖 **附方** 参附汤（《圣济总录》）：人参、附子（炮，去皮、脐）、青黛各15克，上药㕮咀如麻豆大。每次6克，用水150毫升，加楮叶1片（切），煎至100毫升，去滓温服，日二夜一，具有益气回阳救脱功效，用于阳气暴脱证。

★ **注意事项** 不宜与藜芦同用。

🛒 **选购** 以支大、浆足、纹细、芦长、碗密、有圆芦及珍珠点者为佳。

黄芪

别名：绵芪、绵黄芪

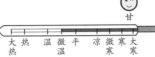

甘

大热　热　温　微温　平　凉　微寒　大寒

脾经 归 肺经

补虚药·补气药

⊕ **功效** 补气升阳，固表止汗，利水消肿，生津养血，行滞通痹，托毒排脓，敛疮生肌。

📡 **来源** 为豆科植物内蒙黄芪、膜荚黄芪或其他同属相近种植物的干燥根。

⊠ **用量** 煎服，9～30克。蜜炙可以增强补中益气作用。

➡ **应用**

1. 用于气虚乏力及中气下陷等证

黄芪健脾益气，且具升阳举陷的功效，故可用于气虚乏力及中气下陷等证。

补气健脾：常配党参、白术等。

益气升阳而举陷：常配党参、升麻、柴胡、炙甘草等。

2. 用于疮疡内陷、脓成不溃

黄芪能温养脾胃而生肌，补益元气而托疮，故为治疮痈之要药，临床上多用于气血不足之疮痈内陷、脓成不溃或溃破后久不收口等症。

疮疡内陷或久溃不敛：可配党参、肉桂、当归等。

脓成不溃：可配当归、金银花、白芷、穿山甲、皂角刺等。

218

3.用于表虚不固之自汗

黄芪可固护卫阳、实表止汗。
表虚自汗：常配麻黄根、浮小麦、牡蛎等。
表虚易感风寒：可配防风、白术。

4.用于水肿、脚气、面目水肿等症

黄芪能益气而健脾，运阳而利水，故可用于水肿而兼有气虚症状者，多配合白术、茯苓等同用。
此外，本品又可与活血祛瘀通络药如当归、川芎、桃仁、红花、地龙等配伍，用于中风偏枯、半身不遂之症，有益气活血、通络利痹的功效。对于消渴，也可应用，常与生地黄、麦冬、天花粉、山药等配伍。

📄 **附方** 补中益气汤（《内外伤辨惑论》）：黄芪、人参（党参）、炙甘草各15克，白术、当归各10克，陈皮、升麻各6克，柴胡12克，生姜9片，大枣6枚。上药吹咀，都作一服。用水300毫升，煎至150毫升，去滓，空腹时稍热服。具有补中益气、升阳举陷功效，用于脾虚气陷证。

★ **注意事项** 表实邪盛、气滞湿阻、食积停滞、痈疽初起或溃后热毒尚盛等实证，以及阴虚阳亢者，均须禁服。

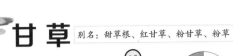

甘草

别名：甜草根、红甘草、粉甘草、粉草

甘

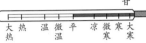

大热　热　温　微温　平　凉　微寒　寒　大寒

⊕ 功效　补脾益气，清热解毒，祛痰止咳，缓急止痛，调和诸药。

来源　为豆科植物甘草的干燥根茎和根。

用量　煎服，2～10克，调和诸药用量宜小，作为主药用量宜稍大；外用适量。

↪ 应用

用于脾胃虚弱、气血不足证、疮疡肿毒等症

甘草可用于脾胃虚弱及气血不足证；能泻火解毒，可治疮疡肿痛、咽喉肿痛等；还常作为辅助之品与化痰止咳药配伍，用治咳嗽喘息等。其性质平和，不论肺寒咳喘或肺热咳嗽，均可配合应用。

脾胃虚弱：常配党参、白术、茯苓等。

心血不足、心阳不振：可配阿胶、生地黄、麦冬、人参、桂枝等。

疮痈肿痛：常配金银花、连翘等。

咽喉肿痛：可配桔梗、牛蒡子等。

腹中挛急作痛：可配赤芍。

★ 注意事项　不宜与京大戟、芫花、甘遂同用。

选购　以外皮细紧、有皱沟、红棕色、质坚实、粉性足、断面黄白色者为佳。

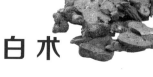

别名：于术、冬术、浙术、种术

白术

脾经 归 胃经

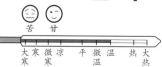

苦 甘

大寒 寒 微寒 凉 平 微温 温 热 大热

补虚药·补气药

🜚 **功效** 健脾益气，燥湿利水，止汗，安胎。

📡 **来源** 为菊科植物白术的干燥根茎。

⧗ **用量** 煎服，6～12克。炒用可以增强补气健脾止泻的作用。

↪ **应用** 用于脾胃虚弱证及水肿、表虚自汗等症

白术有补脾燥湿的作用，故可用于脾胃虚弱之食少倦怠及脾虚湿困之腹胀泄泻等症；能利水，可用于水湿内停之痰饮或水湿外溢之水肿；此外，本品又可用于安胎，治妊娠足肿、胎气不安等症。

补脾胃：可配党参、甘草等。

消痞除胀：可配枳壳等。

健脾燥湿止泻：可配陈皮、茯苓等。

寒饮：可配茯苓、桂枝等。

水肿：可配茯苓皮、大腹皮等。

表虚自汗：可配黄芪、浮小麦等。

★ **注意事项** 本品性偏温燥，热病伤津及阴虚燥渴者不宜用。

🛒 **选购** 以个大、表面灰黄色、断面黄白色、有云头、质坚实、无空心者为佳。

冬虫夏草

别名：虫草、冬虫草、夏草冬虫

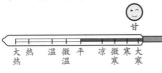

肺经 归 肾经

🜊 **功效** 补肾益肺，止血化痰。

🔎 **来源** 为麦角菌科植物冬虫夏草菌寄生于蝙蝠蛾科昆虫绿蝙蝠蛾幼虫体上的子座与幼虫尸体的干燥复合体。

⧗ **用量** 煎服，3～9克；也可入丸、散。

🔁 **应用** ▍**用于虚劳咯血、肾虚阳痿**

本品有滋肺阴、补肾阳的作用，为一种平补阴阳的药物，民间有用本品单味煎服，作为病后调补之品。在临床使用时也可配合补益药同用。

虚劳咯血：常配沙参、麦冬、生地黄等。

阳痿遗精：可配枸杞子、山茱萸、淮山药等。

★ **注意事项** 有表邪者不宜用。

🛒 **选购** 以虫体色泽黄亮、丰满肥大、断面黄白色、菌座短小者为佳。

别名：斑龙珠

鹿茸

肝经 归 肾经

甘 咸

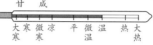

大寒　寒　微寒　微凉　平　微温　温　热　大热

⚕ **功效**　壮肾阳，益精血，强筋骨，调冲任，托疮毒。

📡 **来源**　为鹿科动物梅花鹿或马鹿等各种雄鹿尚未骨化密生茸毛的幼角。

⌛ **用量**　研粉冲服，1～2克；或入丸剂，亦可浸酒服。

👉 **应用**　**用于肾阳不足、骨软行迟、崩漏带下等症**

本品适用于肾阳不足、精衰血少及小儿发育不良、骨软行迟等症；又因其能补益肝肾、调理冲任、固摄带脉，还可用于冲任虚损、带脉不固，崩漏带下等。
肾阳不足、精衰血少及骨软行迟：可单味服用，也可与熟地黄、山茱萸、菟丝子、肉苁蓉、巴戟天等同用。
崩漏带下属于虚寒证者：可配阿胶、当归、熟地黄、山茱萸、淮山药、白芍、海螵蛸等。

★ **注意事项**　服用本品宜从小量开始，缓缓增加，不可骤用大量，以免阳升风动，头晕目赤，或伤阴动血。凡发热者均当忌服。

巴戟天

別名：鸡肠风、鸡眼藤、黑藤钻、兔仔肠、三角藤、糠藤

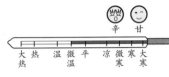

补虚药·补阳药

功效 补肾阳，强筋骨，祛风湿。

来源 为茜草科植物巴戟天的干燥根。

用量 煎服，3～10克。

应用 ▍**用于阳痿遗泄、腰膝痿软、寒湿痹痛**

本品温而不燥，补而不滞，能补肾阳、强筋骨，用治肾虚阳痿、遗精早泄、腰膝痿软等症；还能助肾阳、散寒湿、止痹痛，故可用于下肢寒湿痹痛等。

阳痿遗泄：常配肉苁蓉、菟丝子等。

腰膝痿软：常配续断、杜仲等。

寒湿痹痛：常配附子、狗脊等。

★注意事项 阴虚火旺及有热者不宜服。

选购 以条大、肥壮、连珠状、肉厚、色紫者为佳。

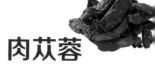

别名：肉松蓉、纵蓉、地精、
　　　金笋、大芸

肉苁蓉

大肠经 归肾经

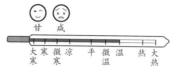

甘　咸

大寒　微凉　平　微温　热　大
　寒　　凉　　　温　　　　热

🌱 **功效**　补肾阳，益精血，润肠通便。

📡 **来源**　为列当科植物肉苁蓉的干燥带鳞叶的肉质茎。

⏳ **用量**　煎服，6～10克。

↪ **应用**　**用于补肾助阳、润肠通便等**

本品温而不燥，补而不峻，可用于肾虚阳痿、遗精早泄及腰膝冷痛等；又因其能温润滑肠，多用于老年人及病后、产后津液不足，肠燥便秘之症。

肾虚阳痿、遗精、早泄：可配熟地黄、菟丝子、山茱萸等。

腰膝冷痛、筋骨痿弱：可配续断、补骨脂等。

肠燥便秘：常配火麻仁、柏子仁等药同用。

★ **注意　事项**　本品能助阳、滑肠，故阴虚火旺及大便泄泻者不宜服。肠胃实热、大便秘结者亦不宜服。

🛒 **选购**　以肉质厚、条粗长、棕褐色、柔嫩滋润者为佳。

杜仲

别名：扯丝皮、思仲、丝棉皮、玉丝皮

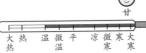

甘

大热　温　微温　平　凉　微寒　大寒

肝经 归 肾经

⚕ 功效 补肝肾，强筋骨，安胎。

📡 来源 为杜仲科植物杜仲的干燥树皮。

⌛ 用量 煎服，6～10克。

➥ 应用

用于肝肾不足之腰膝酸痛乏力、胎动不安等

杜仲可补肝肾强筋骨，性偏温补，常用于肝肾不足、腰膝酸痛乏力及下元虚冷之症；还可用于孕妇体虚，胎元不固，腰酸、胎动。

肝肾不足之腰膝酸痛乏力：可配续断、狗脊等，也可配补骨脂、核桃肉等。

肾虚阳痿、小便频数：常配补骨脂、菟丝子等。

肝肾不足所致的眩晕：可配滋养肝肾的中药，如女贞子等。

孕妇胎动不安兼肝肾不足：可配桑寄生、白术、续断等。

★ 注意事项 炒用破坏其胶质，更利于有效成分的煎出，故比生用效果好。本品为温补之品，阴虚火旺者不宜服用。

🛒 选购 以皮厚而大、糙皮刮净、外面黄棕色、内面黑褐色而光、折断时白丝多者为佳。

別名：熟地

·补血药·

熟地黄

肝经 归 肾经

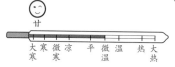

甘

大寒　微凉　平　微温　热　大
　寒　　寒　　　　温　　　　热

功效　补血滋阴，益精填髓。

来源　为玄参科植物地黄经蒸制后的块状根。

用量　煎服，9～15克。

应用　**用于血虚阴亏、肝肾不足等证**

本品能补血滋阴而养肝益肾，凡血虚阴亏、肝肾不足所致的眩晕，均可应用。补血常与当归、白芍等同用；补肝肾常与山茱萸等同用。

心悸、失眠：可配党参、酸枣仁、茯苓等。

月经不调：可配当归、白芍、香附等。

崩漏：可配阿胶、当归、白芍。

肾阴不足所引起的各种病症：常配山茱萸、牡丹皮等。

阴虚火旺之骨蒸潮热：可配龟甲、知母、黄柏等。

★**注意事项**　本品性质黏腻，较生地黄更甚，有碍消化，凡气滞痰多、脘腹胀痛、食少便溏者忌服。

选购　以块根肥大、软润、内外乌黑有光泽者为佳。

❄
补
虚
药
·
补
血
药
❄

当归

别名：干归

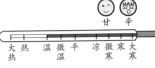

甘 辛

大热 热 温 微温 平 凉 微寒 寒 大寒

肝经 心经

归

脾经

功效 补血活血，调经止痛，润肠通便。

来源 为伞形科植物当归的干燥根。

用量 煎服，6～12克。

应用

1. 用于各种瘀滞作痛之症

本品具有良好的活血作用，故临床上应用比较广泛，可适用于各种瘀滞作痛之症，如跌打损伤瘀痛、痈肿血滞疼痛、产后瘀滞腹痛、风湿痹痛及经络不利之筋骨酸痛等症。

跌打损伤瘀痛：可配红花、桃仁、落得打等。

痈肿血滞疼痛：在肿疡期，可配金银花、连翘、牡丹皮、赤芍、甘草等；在溃疡期，如气血两虚者，可配黄芪、熟地黄、党参等；如气血不和而有僵块未消、排脓未尽者，可配黄芪、金银花、甘草、乳香等。

产后瘀滞腹痛：可配益母草、川芎、桃仁等。

风湿痹痛：可配羌活、独活、防风、秦艽等。

经络不利之筋骨酸痛：可配桂枝、鸡血藤、白芍等。

2. 用于妇科病及血虚体弱等

当归能补血，可用于血虚体弱者；因它又能活血，故可用于调经，为妇科常用药品。

血虚体弱：常配黄芪、党参等。

月经不调、经行愆期或过少：常配熟地黄、白芍、川芎等。

经行腹痛：常配香附、延胡索等。

经闭不通：可配桃仁、红花等。

崩漏：可配阿胶、地黄、艾叶等。

此外，本品又能润肠通便，可用于血虚肠燥便秘，常与肉苁蓉、生何首乌等配伍。

📖 **附方** 生化汤（《傅青主女科》）：全当归 24 克，川芎 9 克，桃仁（去皮尖，研）6 克，干姜（炮黑）、甘草（炙）各 2 克。水煎服，或酌加黄酒同煎。具有养血祛瘀、温经止痛的功效，用于血虚寒凝、瘀血阻滞证。

★ **注意事项** 湿盛中满、大便泄泻者忌服。

🛒 **选购** 以主根大、身长、支根少、断面黄白色、气味浓厚者为佳。

何首乌

别名：首乌、赤首乌、铁秤砣、红内消

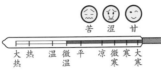

苦 涩 甘

大热 热 温 微温 平 凉 微寒 寒 大寒

肝经 心经 归 肾经

⊕ **功效** 何首乌解毒，消痈，截疟，润肠通便；制何首乌补肝肾，益精血，乌须发，强筋骨，化浊降脂。

📍 **来源** 为蓼科植物何首乌的干燥块根。

⧖ **用量** 生何首乌3～6克，煎服。制何首乌煎服，6～12克。

↪ **应用** 　**用于血虚萎黄、肠燥便秘、疮毒等症**

本品补肝肾作用较为显著，又有补血作用，用于血虚萎黄、眩晕、失眠、头发早白、腰膝酸软、筋骨不健等症；生用有润肠通便、消疮毒的功效，用于肠燥便秘、瘰疬、疮痈及久疟等症。

血虚萎黄等症：常配地黄、枸杞子、菟丝子等。

润肠通便：单用本品30克煎服。

解毒消痈：可配连翘、玄参等。

体虚久疟：可配人参、当归、鳖甲、知母等。

★ **注意事项** 大便溏泄及痰湿较重者不宜服用。

🛒 **选购** 以质重、坚实、显粉性者为佳。

別名：驴皮胶

阿胶

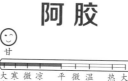

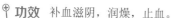

大寒　寒　微寒　微凉　凉　平　微温　温　热　大热

🏵 **功效** 补血滋阴，润燥，止血。

🏵 **来源** 为马科动物驴的干燥皮或鲜皮经煎煮、浓缩制成的固体胶。

⌛ **用量** 3～9克，烊化兑服。

➡ **应用** ‖ **用于血虚、失血、热病伤阴、肺阴虚燥咳** ‖

本品补血作用较佳，为治疗血虚的要药，阿胶补血止血标本兼顾，尤其适宜出血而致的血虚证候；善于止血，对一切失血之症，均可应用，然以咯血、便血、崩漏等用之较为适宜；能滋阴润肺，还可用于热病伤阴之虚烦不眠、阴虚咳嗽等症。

血虚补血：常配当归、党参、黄芪等。

失血止血：常配生地黄、蒲黄、藕节等。

热病伤阴，内风欲动：常配钩藤、牡蛎等。

阴亏火炽之虚烦不眠：常配合白芍、黄连等。

阴虚咳嗽、咯血：常配麦冬、沙参、马兜铃等。

★ **注意事项** 本品黏腻，有碍消化，故脾胃虚弱者慎用。

🛒 **选购** 以色乌黑、光亮、透明、无腥臭气、经夏不软者为佳。

百合

别名：野百合、喇叭筒、山百合、
药百合、家百合

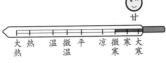

甘

心经 归 肺经

大热 热 温 微温 平 凉 微寒 大寒

功效 养阴润肺，清心安神。

来源 为百合科植物百合等的干燥肉质鳞片。

用量 煎服，6～12 克。

应用 用于肺热咳嗽、神思恍惚等症

本品甘寒，能清肺润燥，常用于肺燥或肺热
咳嗽等症；能宁心安神，可用于热病后余热
未清、神思恍惚等症。
肺燥或肺热咳嗽：常配麦冬、沙参、贝母、
甘草等。
热病后余热未清、神思恍惚：可配知母、地
黄等。

附方 百合知母汤（《金匮要略》）：百合 7 枚（擘），
知母 9 克（切）。水煎服。具有清热养阴功效。
用于百合病❶，发汗后，心烦口渴者。

**注意
事项** 风寒痰嗽、中寒便滑者忌服。

选购 以瓣匀肉厚、色黄白、质坚、筋少者为佳。

❶百合病，病名，以神志恍惚、精神不定为主要表现的情志病。因其
治疗以百合为主药，故名百合病。

别名：沿阶草

麦 冬

甘　微苦

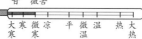

大寒　微凉　平　微温　热　大
寒　　寒　　温　　热

🌱 **功效**　养阴生津，润肺清心。

📡 **来源**　为百合科植物沿阶草或大叶麦冬须根上的干燥块根。

⏳ **用量**　煎服，6 ～ 12 克。

↩ **应用**

用于肺虚热咳、津少口渴等症

本品为清润之品，既能润肺止咳，又能清心降火，用于肺阴受伤之燥咳、咯血，以及心烦不安等症。还能滋养胃阴而生津，故可用于阴虚内热、胃阴耗伤、津少口渴等症。

肺虚热咳、咯血：可配沙参、天冬、生地黄等。

清心除烦：可配淡竹叶、莲子心等。

津少口渴等症：常配石斛、沙参、天冬、生地黄、玉竹等。

★ **注意事项**　凡脾胃虚寒泄泻、胃有痰饮湿浊及暴感风寒咳嗽者均忌服。

🛒 **选购**　以表面淡黄白色、肥大、质柔、气香、味甜、嚼之发黏者为佳。

❋ 补虚药·补阴药 ❋

天冬

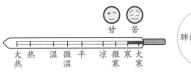

别名：大当门根、天门冬

甘　苦

大热　热　温　微温　平　凉　微寒　大寒

肺经 归 肾经

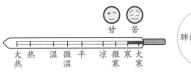

补虚药·补阴药

功效　养阴润燥，清肺生津。

来源　为百合科植物天冬的干燥块根。

用量　煎服，6～12克。

应用

1. 用于肺阴受伤之燥咳、咯血等症

本品能养阴清热而润肺，故可用于肺阴虚有热之干咳少痰、咯血等症，常与麦冬、沙参、生地黄等配伍。

2. 用于阴虚内热、口渴等症

本品能滋阴生津，凡遇热病伤阴、阴虚内热、津少口渴等症，可与生地黄、麦冬、石斛等同用。

注意事项　本品甘寒滋腻之性较强，脾虚泄泻、痰湿内盛者忌服。

选购　以肥满、致密、黄白色、半透明者为佳。

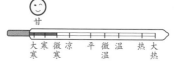

石斛

别名：林兰、禁生、杜兰、金钗花、千年润、黄草、吊兰花

胃经 归 肾经

甘

大寒 寒 微寒 凉 平 微温 温 热 大热

功效 益胃生津，滋阴清热。

来源 为兰科植物环草石斛、马鞭石斛、黄草石斛、铁皮石斛或金钗石斛的茎。

用量 煎服，6～12 克，鲜品可用 15～30 克。

应用 **用于热病伤阴、肾阴虚**

本品能滋阴养胃，用于阴虚内热、口干燥渴以及胃阴不足、舌绛少津等症，常与麦冬、沙参、生地黄等配伍。鲜者清热生津之功较佳，故凡遇热病肺胃火炽、津液已耗、舌绛干燥或舌苔变黑、口渴思饮者，可用新鲜石斛。

★注意事项 本品甘寒滋腻之性较强，脾虚泄泻、痰湿内盛者忌服。

选购 干石斛以色金黄、有光泽、有深纵沟或纵棱、气微、味淡或微苦、嚼之有黏性为佳。鲜石斛以色黄绿、肉质多汁、味微苦而回甜、气微、嚼之发黏者为佳。

❋ 补虚药·补阴药 ❋

玉竹

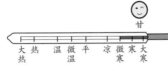

别名：菱蕤、玉参、尾参、小笔管菜、甜草根、靠山竹

甘

肺经 归 胃经

大热　热　温　微温　平　凉　微寒　寒　大寒

补虚药·补阴药

🔧 **功效**　养阴润燥，生津止渴。

📡 **来源**　为百合科植物玉竹的干燥根茎。

⏳ **用量**　煎服，6～12克；熬膏、浸酒或入丸、散。外用适量，鲜品捣敷；或熬膏涂。

➡ **应用**　**用于肺胃燥热之证**

本品有润肺养胃、生津增液的功效，用于肺阴受伤，肺燥咳嗽，干咳少痰，以及胃热炽盛，津伤口渴，消谷易饥等症。常用于肺胃燥热之证，常与沙参、麦冬、天冬等配伍。

★ **注意事项**　痰湿气滞者禁服，脾虚便溏者慎服。

🛒 **选购**　以条长、肉肥、黄白色、光泽柔润者为佳。

别名：爆格蚤、冬青子

女贞子

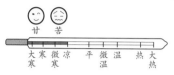

甘　苦

大寒　微寒　凉　平　微温　温　热　大热

🌵 **功效**　滋补肝肾，明目乌发。

📡 **来源**　为木犀科植物女贞的干燥成熟果实。

⏳ **用量**　煎服，6～12克。因其主要成分齐墩果酸不易溶于水，故以入丸剂为佳。本品以黄酒拌后蒸制，可增强滋补肝肾的作用，并使其苦寒之性减弱，避免滑肠。

➡ **应用**　**用于肝肾阴虚证**

> 本品能补肝肾之阴，用于肝肾阴虚之目暗不明、视力减退、须发早白、腰酸耳鸣及阴虚发热等症。但药力平和，须缓慢取效。
> 目暗不明：常配熟地黄、菟丝子、枸杞子等。
> 须发早白：常配墨旱莲、桑葚等。
> 阴虚发热：常配地骨皮、生地黄等。

★ **注意事项**　脾胃虚寒泄泻及阳虚者忌服。

🛒 **选购**　以粒大、饱满、色蓝黑、质坚实者为佳。

麻黄根

别名：苦椿菜

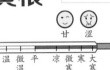
甘 涩
大热 热 温 微温 平 凉 微寒 大寒

心经 归 肺经

🌱 **功效** 固表止汗。

🏺 **来源** 为麻黄科植物草麻黄或中麻黄的干燥根及根茎。

⏳ **用量** 煎服，3～9克；或入丸、散。外用适量，同其他药研末作粉外扑。

➥ **应用** | 用于自汗、盗汗 |

本品甘平止汗，麻黄根入肺经，"肺合皮毛"，故可实表止汗。无论气虚自汗、阴虚盗汗，均可应用，常与黄芪、浮小麦、当归、牡蛎等配合应用。也可研末外扑以止汗。

★ **注意事项** 有表邪者忌用。

🛒 **选购** 以质硬、外皮红棕色、断面黄白色者为佳。

浮小麦

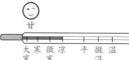

甘

大寒　微凉　平　微温　热　大
　寒　寒　　　温　　　热

🜍 **功效**　固表止汗，益气，除热。

🜍 **来源**　为禾本科植物小麦未成熟的颖果。

⧖ **用量**　煎服，15～30克；研末服，3～5克。

➥ **应用**　**用于体虚多汗等症**

本品甘凉止汗，入心经，"汗为心液"，故能益气清热、凉心止汗，又因浮小麦体质轻虚，其性升浮，能达皮腠而出其热，故又可止盗汗。本品专敛虚汗，不论自汗、盗汗均可应用，常配合黄芪、麻黄根、白术，或五味子、牡蛎等同用。

清热益气，固表止汗：可配麻黄根、五味子、麦冬、党参。

自汗、盗汗之虚汗频频：可配善清肝肾虚火、除阴分之伏热的地骨皮。

热淋之小便不利：可配通草。

★ **注意事项**　有表邪汗出者忌用。

🏆 **选购**　以粒匀、轻浮、表面有光泽者为佳。

五味子

别名：荎蕏、玄及、会及、五梅子

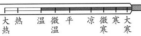

酸 甘

大热 热 温 微温 平 凉 微寒 寒 大寒

肺经 心经

归

肾经

🌿 **功效** 收敛固涩，益气生津，补肾宁心。

📡 **来源** 为木兰科植物五味子或华中五味子的干燥成熟果实。

⏳ **用量** 煎服，3～6克；研末服，1～3克。

🔖 **应用** **用于敛肺、止汗、涩精、止泻**

本品能上敛肺气、下滋肾阴，可治肺肾两亏所致的久咳虚喘；能生津止渴、固涩敛汗，可治津少口渴、体虚多汗，无论阳虚自汗、阴虚盗汗，均能应用；能益肾固精、涩肠止泻，用于精滑不固、小便频数、久泻不止等症。

久咳虚喘：常配党参、麦冬、熟地黄、山茱萸等。

津少口渴：常配麦冬、生地黄、天花粉等。

体虚多汗：可配党参、麦冬、浮小麦、牡蛎等。

梦遗滑精、小便频数：可配桑螵蛸、菟丝子等。

久泻：可配补骨脂、肉豆蔻等。

⭐ **注意事项** 凡表邪未解、内有实热、咳嗽初起、麻疹初期者均不宜用。

🏆 **选购** 以紫红色、粒大、肉厚、有油性及光泽者为佳。

别名：蜀枣、鼠矢、鸡足、山萸肉、
实枣儿、药枣

山茱萸

肝经 归 肾经

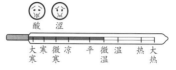

酸　涩

大寒　微凉　平　微温　热　大
　寒　　　　　温　　　　热

🪷 **功效**　补益肝肾，收敛固涩。

🍵 **来源**　为山茱萸科植物山茱萸的干燥成熟果肉。

⏳ **用量**　煎服，5～10克；急救固脱用20～30克。

↪ **应用**　**用于肝肾不足、妇女体虚等**

本品能补肝益肾，用于肝肾不足之头晕目眩、
耳鸣、腰酸等症；酸涩收敛，能益肾固精，
用于遗精、遗尿、小便频数及虚汗不止等症；
能固经止血，用治妇女体虚、月经过多等症。

肝肾不足所致的眩晕、腰酸：常配熟地黄、
枸杞子、菟丝子、杜仲等。

肾阳不足引起的遗精、尿频：常配熟地黄、
菟丝子、沙苑子、补骨脂等。

虚汗不止：可配龙骨、牡蛎等。

妇女体虚、月经过多：可配熟地黄、当归、
白芍等。

★ **注意
事项**　素有湿热而致小便淋涩者不宜应用。

🛒 **选购**　以无核、皮肉肥厚、色红油润者为佳。

覆盆子

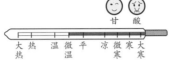

别名：覆盆、乌藨子、小托盘

甘 酸

大热 热 温 微温 平 凉 微寒 寒 大寒

归 肾经 肝经 膀胱经

功效 固精缩尿，益肝肾，明目。

来源 为蔷薇科植物华东覆盆子的干燥未成熟果实。

用量 煎服，5～10克。

应用 用于肾虚阳痿、遗精早泄、尿频遗尿

本品滋养肝肾，且有收涩作用，故有良好的固精缩尿的功效。

肾虚阳痿、遗精早泄：可配枸杞子、菟丝子、五味子等。

小便频数、小儿遗尿：配桑螵蛸、益智、菟丝子等。

附方 五子衍宗丸（《摄生众妙方》）：枸杞子、菟丝子（酒蒸）各240克，覆盆子（酒洗）120克，五味子（研碎）、车前子（扬净）各60克。上药，焙干，共为细末，炼蜜丸，梧桐子大。空腹时服用90丸，上床时50丸，以汤送下，冬月用温酒送下。填精补髓、疏利肾气，不问下焦虚实寒热，服之自能平秘。

★注意事项 肾虚有火、小便短涩者慎服。

选购 以个大、饱满、粒整、结实、色灰绿、无叶梗者为佳。

提神醒脑茶

菊花人参茶

原料：菊花 4 克，人参 10 克。

制作：①将人参、菊花放入茶壶中。
②加热水冲泡。
③盖上盖，泡 10 分钟即可。

饮用指导 每日 1 剂，代茶频饮。

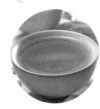

茉莉醒脑茶

原料：茉莉花 15 克，薄荷 10 克，肉桂 7 克，蜂蜜适量。

制作：①将茉莉花、薄荷、肉桂置于茶壶中。
②加入开水冲泡 10 分钟。
③调入蜂蜜滤出即可。

饮用指导 每日 1 剂，代茶频饮。

宁神安睡茶

佛手莲心茶

原料：佛手 10 克，莲子心 3 克。

制作：①将佛手、莲子心放入茶杯中。
②在茶杯中冲入开水。
③盖上盖，闷 10 分钟即成。

饮用指导 每日 1 剂，代茶饮，可冲泡 3 ~ 5 次。

枸杞黄连茶

原料： 枸杞子 15 克，黄连 3 克。

制作： ①将枸杞子、黄连置于茶壶中。
②在茶壶中冲入开水。
③盖上盖，10 分钟后滤出即成。

饮用指导　每日 1 剂，代茶饮。

润肺止咳茶

枇杷款冬花茶

原料： 枇杷叶 15 克，款冬花 12 克，蜂蜜适量。

制作： ①将蜂蜜加适量水稀释。
②将枇杷叶、款冬花置于蜜汁中充分浸泡，滤掉蜜汁，将枇杷叶、款冬花放入锅中。
③锅中添入 3 碗水，武火煎沸，中火煎至剩 1 碗水，过滤取汁即可。

饮用指导　适用于急、慢性支气管炎，每日 1 剂，频服。

荸荠茅根茶

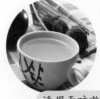

原料： 鲜荸荠、鲜茅根各 30 克，白糖适量。

制作： ①将鲜荸荠洗净切碎。
②锅中添入适量水烧开，投入荸荠块、鲜茅根。
③煮 20 分钟后，去渣，加入适量白糖搅匀即可。

饮用指导　适用于咳嗽有痰，每日 1 剂，分 3～4 次饮用。

清咽利喉茶

桑菊杏仁茶

原料：桑叶、菊花、杏仁各 10 克，冰糖适量。

制作：①将杏仁捣碎。
②将杏仁碎、桑叶、菊花、冰糖共置茶杯中。
③茶杯中加入沸水，冲泡 15 分钟左右即可。

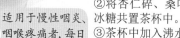

饮用指导 适用于慢性咽炎、咽喉疼痛者，每日 1 剂，代茶频饮。

山楂利咽茶

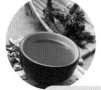

原料：山楂、丹参各 20 克，夏枯草 15 克。

制作：①将山楂、丹参、夏枯草用清水略洗。
②锅中放入山楂、丹参、夏枯草，添入水浸泡 20 分钟。
③武火煎沸，改中火煎 30 分钟，过滤取药汁即可。

饮用指导 适用于慢性咽炎，每日 1 剂，代茶频饮。

补肾保健茶

五味滋补茶

原料：枸杞子、党参、西洋参、大枣、五味子各 3 克。

制作：①将枸杞子、党参、西洋参、大枣、五味子置于茶壶中。
②在茶壶中冲入沸水。
③盖上盖，泡 10 分钟滤出即可。

饮用指导 每日 1 剂。

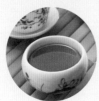

枸杞茯苓茶

原料： 茯苓 10 克，枸杞子 5 克，红茶适量。

制作： ①将枸杞子与茯苓共研为粗末。
②在茶壶中放入枸杞子、茯苓，加入适量红茶。
③用开水冲泡 3 分钟即可。

饮用指导 每日 1 剂，代茶频饮。

护肝保健茶

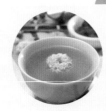

黄芪枸杞菊花茶

原料： 黄芪 25 克，菊花、枸杞子各 15 克。

制作： ①将菊花、枸杞子、黄芪依次放入茶壶中。
②在茶壶中冲入沸水。
③盖上盖，泡 3 分钟即可。

饮用指导 每日 1 剂，代茶频饮。

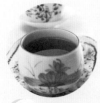

五味蜜茶

原料： 五味子 5 克，绿茶 2 克，蜂蜜适量。

制作： ①将五味子放入锅中，用小火炒至焦黄色。
②在茶杯中放入五味子、绿茶，用开水冲泡 15 分钟。
③滤汁，加入蜂蜜搅拌匀即可。

饮用指导 每日 1 剂。

常用中药拼音索引